Vom Reizdarm zum Wohlfühldarm

Erkennen & Entlasten

Die „*Alles-in-einem*" Lösung für ein beschwerdefreies Leben

Band 2

Dieter Röhmwohl

1. Auflage 2021

Bibliografische Information der Deutschen Nationalbibliothek
Die Deutsche Nationalbibliothek verzeichnet diese Publikation in der deutschen Nationalbibliografie; detaillierte Daten sind im Internet abrufbar über:
https://dnb.dnb.de[1]

Für Fragen und Anregungen:
dieter.roehmwohl@tutanota.de

eBook ASIN: B09LGM5RNZ
Softcover ISBN: 978-3-9821940-2-8
Hardcover ISBN: 978-3-9821940-3-5

Weitere Informationen zum Autor findest Du unter:
Lovelybooks: https://www.lovelybooks.de/autor/Dieter-R%C3%B6hmwohl/[2]
Facebook: https://www.facebook.com/dieter.roehmwohl/[3]
Amazon: https://www.amazon.de/Dieter-R%C3%B6hmwohl/e/B08FJKHS18[4]
Instagram: https://instagram.com/dieter.roehmwohl[5]

---

[1] https://dnb.dnb.de
[2] https://www.lovelybooks.de/autor/Dieter-R%C3%B6hmwohl/
[3] https://www.facebook.com/dieter.roehmwohl/
[4] https://www.amazon.de/Dieter-R%C3%B6hmwohl/e/B08FJKHS18
[5] https://instagram.com/dieter.roehmwohl

Inhalt

Vorwort

Vielen Dank, dass Du dieses Buch gekauft hast.

Ich bin Dieter Röhmwohl, Jahrgang 1975, und möchte Dir kurz meine Geschichte erzählen:

In meiner Teenagerzeit hatte ich sehr oft mit Übelkeit, Bauchschmerzen, Blähungen, Durchfall oder Verstopfung zu kämpfen, konnte deshalb manchmal gar nicht in die Schule.
Ständige Arztbesuche gehörten für mich zum Alltag, ebenso wie der häufige Gang zur Toilette, was mir in manchen Situationen – vor allem in der Pubertät und vor meinen Freunden – überaus peinlich war.
Zuerst schob man diese Beschwerden auf die Pubertät, dann wurde mir sogar unterstellt, dass ich einfach keine Lust auf Schule habe und deshalb Magen- bzw. Bauchschmerzen vorgab, denn mit meinen Organen war offensichtlich alles in Ordnung.

Als mein Leidensdruck immer mehr zunahm, für mich fast unerträglich wurde und ich und meine Eltern uns mit den oben genannten „Vermutungen" nicht zufrieden geben wollten, fanden wir schließlich einen Arzt, der umfangreichere Untersuchungen durchführte und mir dann eine Nahrungsmittelunverträglichkeit diagnostizierte, woraufhin ich meine Ernährung umstellte und verschiedene Medikamente verschrieben bekam.

Bedauerlicherweise brachte auch das nicht den Erfolg, den ich mir erhofft hatte. Zwar wurden die Beschwerden etwas besser, aber ich fühlte mich noch immer in meinem Leben eingeschränkt, hatte öfters Schmerzen, litt an Unwohlsein. Irgendetwas „passte" einfach nicht.

In der Hoffnung, dass meine Beschwerden irgendwann doch noch besser werden, im Idealfall sogar ganz verschwinden, probierte ich weiter die verschiedensten Dinge aus.

Jedoch brachte all das nicht das von mir erhoffte Ergebnis – ein normales Leben ohne Schmerzen und Einschränkungen.

Damit wollte und konnte ich mich nicht abfinden, gab nicht auf und suchte weiter nach Lösungsmöglichkeiten.

Inzwischen stand auch die Diagnose „Reizdarm" im Raum, allerdings konnte mir keiner eine genaue Ursache für dieses Leiden nennen, mir nicht konkret sagen, woher das kam.

Irgendwann entschloss ich mich dann zu einer umfangreichen Darmsanierung und – ich konnte es kaum glauben – es trat tatsächlich dadurch eine deutliche Verbesserung ein!
Ich fühlte mich nach vielen Jahren Leidenszeit wieder wohl, war nahezu schmerzfrei und konnte ein weitestgehend normales Leben führen.

******

Ich bin heute unglaublich dankbar für all das, was ich seit meiner Teenagerzeit in Bezug auf meine Darmgesundheit erlebt und gelernt habe und vor allem dafür, dass es mir heute wieder richtig gut geht und habe mich deshalb im Jahr 2020 dazu entschlossen, mein Wissen, meine Erfahrungen und meine Erkenntnisse an andere Menschen mit den gleichen Problemen weiterzugeben in Form von Büchern, um ihnen damit zu helfen, ihre Beschwerden deutlich schneller los zu werden, als es bei mir der Fall war.

Mein Fokus liegt dabei auf der praxisnahen Herangehensweise und einfach verständlichen und umsetzbaren Methoden.

Im August 2020 erschien mein erstes Buch

Vom Reizdarm zum

Wohlfühldarm

Darmweh *ade* -

Dauerhaft *zufrieden* und *schmerzfrei*

und ich bin noch immer überwältigt von den unzähligen positiven Rückmeldungen dazu.
Das war für mich eine riesige Motivation, eine Fortsetzung zu meinem ersten Buch zu schreiben, welche Du nun gerade in Deinen Händen hältst.

Das Buch ist jedoch nicht nur eine Fortsetzung, sondern gleichzeitig auch eine wertvolle Ergänzung zum ersten, das die „Basics“ enthält. Ich gehe hier noch viel näher auf die vielfältigen Probleme ein, die ein nicht richtig funktionierender Darm verursachen kann bzw. wodurch ein „Reizdarm“ erst entsteht.
Denn der Darm ist – wissenschaftlich längst bewiesen – nicht nur ein „Schlauch zur Beförderung der zu verdauenden Nahrung“, sondern weitaus mehr:
Der Darm ist essenziell wichtig für unseren gesamten Körper, unsere Gesundheit und unser Wohlbefinden!

Das wusste auch schon Hippokrates (460 – 370 v. Chr.), Begründer der griechischen Medizin und bedeutendster Arzt der Antike – von ihm stammt der „Hippokratische Eid“ und die Aussagen: *„Der Darm ist der Vater aller Trübsal“ bzw. „Der Tod sitzt im Darm“.*

Die vielen Rückmeldungen, Wünsche und Fragen meiner Leser habe ich als Grundlage genommen, um Euch mit vielen weiteren Infos in diesem zweiten Buch noch intensiver auf dem Weg zu einem **Wohlfühldarm** zu unterstützen.

Auf eines möchte ich jedoch hier an dieser Stelle ausdrücklich hinweisen:
Dieses Buch und die Ratschläge darin ersetzen keinesfalls ein Gespräch mit einem Arzt bzw. Facharzt!
Bei massiven Beschwerden rate ich Dir dringend an, einen solchen unbedingt zu Rate zu ziehen!

Ich wünsche Dir viel Freude beim Lesen!

Dein
Dieter Röhmwohl

Da es in diesem Buch keinen gesonderten Bonus gibt, habe ich mich dazu entschlossen, Dir die Yoga-Übungen aus Band 1 auch hier zur Verfügung zu stellen, damit Du als Leser/in so schnell wie möglich zu Deinem Wohlfühldarm gelangst.

Damit Du die Übungen so einfach wie möglich nachmachen kannst, habe ich Dir diese graphisch dargestellt. Um Dein Buch nicht ständig mitschleppen zu müssen, kannst Du Dir die Übungen als druckfertiges PDF über folgenden QR-Code herunterladen:

(Alternativ kann auch der Link darunter eingetippt werden)

www.bit.ly/bonuswohlfühldarm[6]

[6] https://www.bit.ly/bonuswohlfühldarm

Der Darm – Schlüssel zu mehr Gesundheit und Wohlbefinden

Unser Darm – ein Thema das bedauerlicherweise sehr oft mit Scham, Peinlichkeit und unangenehmen Gefühlen behaftet ist und über das man deshalb nicht gerne spricht.
Zugegeben, ein „sexy" Thema ist es ja nicht gerade, wenn es um Blähungen, Durchfall und Verstopfung geht, doch wenn man bedenkt, wie viele Menschen mit Darmproblemen zu kämpfen haben und wie sehr deren Lebensqualität dadurch eingeschränkt ist, offenbart sich, wie wichtig ein gesunder und funktionierender Darm tatsächlich ist!

Besorgniserregend ist, dass Darmerkrankungen in den letzten Jahren immer mehr zunehmen.
Ca. 90 Prozent der Deutschen leiden an Unverträglichkeiten, Allergien und damit einhergehend chronisch-entzündlichen Darmerkrankungen wie zum Beispiel *Colitis Ulcerosa*, *Morbus Crohn* und auch dem *Leaky Gut Syndrom* (löchriger Darm), Tendenz weiter steigend!
Der Frage, woran das liegt, möchte ich mit diesem Buch auf den Grund gehen:

Der Darm ist das Zentrum der Gesundheit, maßgeblich verantwortlich und wichtig für sämtliche Körperfunktionen, er ist ständig in Bewegung und zudem das größte Organ des Menschen!

Er hat eine Länge von ca. 7 bis 8 m und würde man ihn ausbreiten, misst seine Oberfläche sage und schreibe ca. 200 bis 400 m² !
Das hat seinen Grund darin, dass die Haut des Darms mehrfach in sich „gefaltet" und mit sogenannten Darmzotten ausgestattet ist, lauter kleinen Erhebungen, die wie „Finger" aussehen. Und diese wiederum sind mit Milliarden von Mikrozotten bestückt, die die Innenwand unseres Darms und somit die Kontaktfläche zur aufgenommenen Nahrung um ein Vielfaches vergrößern.
Während unseres Lebens nehmen wir ca. 30 Tonnen Nahrung und zig tausend Liter Flüssigkeit auf. Bei einer solch enormen Menge ist klar, dass ein einfaches „Darmrohr" von rund 7 bis 8 m diese Aufgabe des Verstoffwechselns gar nicht bewältigen könnte.

Gerade deshalb darf der Darm kein Tabu-Thema sein, sein Wohl muss uns sehr am Herzen liegen und wir sollten uns sehr gut um ihn kümmern und ihn bei seiner extrem wichtigen Arbeit unterstützen!

Er verfügt zudem über eine ganz außergewöhnliche Fähigkeit:
Er **ist das einzige Organ in unserem Körper, das keine Steuerung durch das Gehirn benötigt, sondern völlig selbständig arbeitet** – das beweisen unzählige wissenschaftliche Untersuchungen.
Völlig zu Recht wird er deshalb auch als „**unser zweites Gehirn**“ bezeichnet.

Vermutlich hast Du schon von der sogenannten „Bauch-Hirn-Achse“ oder der „***Body-Mind-Connection***“ gehört!?
Damit ist die Kommunikation zwischen Darm und Gehirn gemeint, hauptsächlich – und das ist das Besondere daran – vom Darm ausgehend über den *Vagus-Nerv*, der Signale dann in beide Richtungen schickt.
Mit verantwortlich dafür sind die Darmbakterien, die unter anderem Botenstoffe, Vitamine, entzündungshemmende Substanzen und Hormone produzieren.

Das erklärt auch den Einfluss auf psychische und neurologische Erkrankungen, denn der Darm und die Darmbakterien bestimmen durch diese „Kommunikation“ ganz bestimmte Funktionen und Mechanismen im Gehirn.

So wird zum Beispiel zu ca. 90 Prozent das „Glückshormon“ *Serotonin* im Darm gebildet. Wenn dort aber etwas nicht in Ordnung ist, Serotonin nur unzureichend entsteht, kann das durchaus die Ursache für Depressionen sein.
Es hängt also beides ganz eng zusammen – Bauch und Kopf oder besser Darm und Psyche!

Meiner Meinung nach sollte man deshalb die organische und mentale Ebene nicht voneinander trennen, denn das eine bedingt das andere und ich bin der festen Überzeugung, dass nur der „**ganzheitliche Ansatz**“ wirklich Erfolg versprechend ist.

Die Schulmedizin schaute leider viele Jahre meist nur sehr einseitig auf Darmerkrankungen und behandelte diese vorwiegend symptomunterdrückend, doch erfreulicherweise zeichnet sich hier ein deutlicher Wandel ab und immer mehr Ärzte und Heilpraktiker richten ihre Behandlung auf Darm und Psyche aus, die Forschung geht mit immer größeren Schritten voran.

Immer mehr Therapeuten erkennen auch, dass das ***Leaky Gut Syndrom*** die **Grundursache für sehr viele Erkrankungen** ist.

Die Darmwand *(Mukosa)* ist die Barriere zwischen dem Inneren des Körpers (Bauchraum, Organe) und dem „Außen".
Mit „Außen" ist alles das gemeint, was den Weg in unseren Körper durch die Mundöffnung nimmt und als „Nahrungsbrei" durch die Speiseröhre und den Magen – wie durch einen „Schlauch" - schließlich in den Darm gelangt.
Dieser wiederum ist unterteilt in verschiedene Abschnitte:

Vom Magen aus geht es zuerst in den **Dünndarm** *(Intestinum tenue)*, welcher für den Großteil der Verdauungsarbeit zuständig ist.
Von Kohlenhydraten und Proteinen über Vitamine bis hin zu Fetten entzieht der Dünndarm dem Nahrungsbrei einen Großteil seiner Nährstoffe und gibt sie über die Blutgefäße der Darmwände an den Blutkreislauf weiter.
Bis hierhin ist der Nahrungsbrei quasi noch immer im „Außen". Erst wenn er im Dünndarm weiter in einzelne Bestandteile zerlegt und aufgespalten wird, zum Beispiel in Einfachzucker, Fett- und Aminosäuren, erst wenn die Nahrungsbestandteile so auf das Minimalste zerkleinert sind, werden die Nährstoffe daraus durch die Darmzellen – diese haben dabei eine wichtige Aufgabe, man könnte sie auch als „Pförtner" oder „Wächter" bezeichnen – in das Körperinnere gelassen und aufgenommen.

Für die Verdauung von Nahrungsmittelfetten im Speziellen ist der **Zwölffingerdarm** *(Duodenum)* verantwortlich, der den ersten Abschnitt des Dünndarms bildet und die in der Leber produzierte Gallensäure speichert, die zur Aufspaltung von Nahrungsfetten benötigt wird.

Wusstest Du übrigens, dass der Dünndarm Deine Bauchform bestimmt und Deine Körperhaltung beeinflussen kann?

Normalerweise ist ein gesunder Bauch flach, fühlt sich weich an und lässt sich ohne Schmerzen zu verursachen eindrücken.
Ist dem nicht so, besteht Handlungsbedarf und Du solltest den Ursachen auf den Grund gehen.

Ein nach vorne gewölbter Bauch kann darauf hindeuten, dass eine Entzündung des Dünndarms vorliegt.
Durch nicht vollständig verdaute Nahrung entstehen im Dünndarm vermehrt Fäulnis- und Gärungsbakterien, welche den Darm bzw. den Bauch dann entweder nach oben hin aufblähen oder, wenn Speisereste in den Darmschlingen liegen bleiben, diese nach unten hin erschlaffen lassen.
Durch diese Gifte und Zersetzungsprodukte des Darminhaltes wird die Darmschleimhaut gereizt, was zu Entzündungen führt.

Dadurch ziehen sich die betroffenen Stellen im Darm dann zusammen und es entstehen druckempfindliche, hervorgewölbte Stellen am Bauch durch die Verformung des Darms im Inneren.
Auf die Wirbelsäule können entzündete Darmschlingen einen so enormen Druck ausüben, dass dadurch sogar Bandscheibenvorfälle im Bereich der Lendenwirbelsäule möglich sind.

Vom Dünndarm wandert der Nahrungsbrei dann weiter in den **Dickdarm** *(Intestinum crassum),* wo ihm Flüssigkeit entzogen und die Konsistenz dadurch fester wird.
Der so entstehende Kot wird anschließend bis zur Ausscheidung im **Grimmdarm** *(Colon)* eingelagert, der sich in regelmäßigen Abständen – wenn alles optimal funktioniert – entleert und so die Kotausscheidung über den **Enddarm** *(Rectum)* erzeugt.

Während unsere Außenhaut aus mehreren Schichten besteht – der Oberhaut (*Epidermis*), der Lederhaut (*Dermis* oder *Corium*) und der Unterhaut (*Subcutis*) – hat unser Darm nur eine sehr dünne Schleimhautschicht – dünner als ein Haar.
Das muss auch so sein, um die Nährstoffe überhaupt aufnehmen zu können, es macht jedoch auch die Verletzlichkeit der Schleimhautschicht deutlich.

Wenn mit ihr bzw. den Darmzellen etwas nicht stimmt, das Gleichgewicht und die Funktion gestört sind, besteht die Gefahr, dass wir entweder zu viele Giftstoffe oder zu wenig Nährstoffe in den Körper aufnehmen.

Beim Leaky Gut Syndrom liegen die einzelnen Darmzellen nicht mehr dicht aneinander (Stichwort *Tight Junctions*), sondern die Zwischenräume sind vergrößert, die Schleimhautschicht hat mikroskopisch kleine Löcher.
Ursache dafür kann unter anderem zum Beispiel das in vielen Nahrungsmitteln enthaltene Gluten sein, ein Vitamin-D-Mangel könnte ebenfalls vorliegen, aber auch Stress spielt – wie viele weitere Faktoren – eine große Rolle!
Durch diese vergrößerten Zwischenräume können nicht vollständig aufgespaltene Bestandteile der Nahrung „an den Wächtern (Darmzellen) vorbei“ ins Körperinnere gelangen.

Wenn das nur wenige Male vorkommt, ist das noch unproblematisch – gefährlich wird es, wenn die Darmzellen bzw. die Darmwand dauerhaft durchlässig sind, denn das löst mit der Zeit im Körper eine Immunreaktion aus.
Der Körper reagiert auf die nicht vollständig aufgespaltenen Nahrungsbestandteile und somit für den Körper schädlichen Substanzen und bildet Abwehrzellen dagegen.

Das Problematische daran ist, dass diese Substanzen, hier im Besonderen die Eiweiße, unseren körpereigenen Eiweißen sehr ähnlich sind und unser Körper irgendwann nicht mehr differenzieren kann – die Abwehrzellen werden dann ständig gebildet.

Es kommt zu einer Überlastung und schließlich der Erschöpfung des Immunsystems im ganzen Körper.

Stimmst Du mir zu, wenn ich sage, dass es also durchaus Sinn macht, ganz genau darauf zu achten, was wir unserem Körper von außen zuführen, um diese Barriere – unsere Darmschleimhaut – gut zu bewachen?

Ein gestörtes Darmgleichgewicht kann unter anderem folgende Beschwerden hervorrufen:

☹ Unwohlsein
☹ Bauchschmerzen
☹ Blähbauch
☹ Verstopfungen oder Durchfall
☹ Lebensmittelunverträglichkeiten
☹ Allergien
☹ Unter- oder Übergewicht

Aber denkst Du bei den weiter aufgezählten Beschwerden bzw. „mentalen Auffälligkeiten" unbedingt gleich daran, dass sie auch im Zusammenhang stehen könnten mit Deiner Darmflora?

☹ Hautprobleme
☹ Müdigkeit
☹ Konzentrationsschwäche
☹ Stimmungsschwankungen
☹ Nervosität
☹ Diabetes
☹ Rheuma
☹ multiple Sklerose
☹ Arthritis
☹ Zahnprobleme
☹ Autoimmunkrankheiten

Es wurde in diversen wissenschaftlichen Untersuchungen festgestellt, dass bei psychiatrischen Leiden wie z.B. Alzheimer oder Parkinson die Darmbesiedlung der Betroffenen deutlich verändert ist und sich diese Krankheiten vom *enterischen Nervensystem* (auch „Gehirn des Darms" genannt) aus in Richtung zentrales Nervensystem ausbreiten.

Meines Erachtens ein weiterer Beweis dafür, dass der **Darm der Schlüssel zur Gesundheit** ist, dem man ganz besondere Aufmerksamkeit schenken muss!

Der erste Schritt, um diesen ganzen gerade aufgezählten Beschwerden und Krankheiten möglichst vorzubeugen bzw. sie schnellstmöglich wieder in den Griff zu bekommen ist, zuerst einmal dafür zu sorgen, dass eine gegebenenfalls durchlässige Darmwand bzw. der gesamte Darm gründlich gereinigt und dann saniert wird.
Anschließend kann man darauf „aufbauen“ und weitere Maßnahmen zur Genesung einleiten.

******

Das Immunsystem

In unserem Darm befinden sich ca. 80 Prozent unseres Immunsystems.

Das Immunsystem ist die „Gesamtheit" aller Abwehrzellen und Abwehrproteine im Körper und umfasst über 20 Arten von Immunzellen.
Dieses Abwehrsystem erstreckt sich über den gesamten Körper, ist von vielen Faktoren abhängig und neben dem Nervensystem ist es das komplexeste System in unserem Körper, sehr sensibel und störanfällig.

Seine Aufgabe ist es, den Körper gegen gefährliche und schädliche Einflüsse von außen zu schützen, es wehrt Parasiten, Viren, Keime, Pilze und Bakterien ab. Und dabei weiß es ganz genau, welche von diesen Kleinstlebewesen für uns schädlich sind und welche nicht.
Zu letzteren gehören zum Beispiel unsere „guten" Darmbakterien in der beeindruckenden Anzahl von über 100 Billionen. Ein Gramm Darminhalt enthält mehr Bakterien, als es Menschen auf der Erde gibt und diese Darmbakterien sind extrem wichtig für unsere Gesundheit!
Für eine gesunde Darmflora ist deren individuelle Zusammensetzung essentiell.

Organe, Organteile, Botenstoffe und einzelne Zellen sind Teil des Immun-Abwehr-Systems, das in zwei Kategorien zu unterteilen ist:

Die unspezifische oder angeborene Abwehr

Unser Körper besitzt anatomische Barrieren, die Erreger schon frühzeitig daran hindern, weiter in den Körper vorzudringen.
Diese Barrieren sind zum Beispiel der Speichel, die Schleimhäute, die Haut, die Magensäure und auch die Tränenflüssigkeit.

Außerdem gibt es da noch andere „kleine Helferlein" wie zum Beispiel unsere Fresszellen.
Sie stürzen sich auf körperfremde Eindringlinge, docken an ihnen an und bauen sie nach und nach ab.

Die spezifische Abwehr

Die weißen Blutkörperchen sind hier von besonderer Bedeutung, speziell die B- und T-Leukozyten. Diese werden im Knochenmark gebildet und sammeln sich später in der Milz und den Lymphknoten, um von dort aus dann ihre Arbeit zu verrichten – die Bildung von Antikörpern.

Diese wiederum sind spezifisch auf bestimmte Erreger ausgerichtet, heften sich an diese an und markieren sie so für die Fresszellen, welche sie dann schnell unschädlich machen.
Die B-Zellen können sich die Beschaffenheit der Erreger merken, dadurch sind wir gegen viele Krankheiten hinterher „immun“, die Erreger haben in der Zukunft keine Chance mehr, Schaden in unserem Körper anzurichten.

Kommt es zu einer Fehlsteuerung des Immunsystems bzw. einer Überreaktion, beginnt es im schlimmsten Fall quasi „mit Kanonen auf Spatzen zu schießen“ und eigentlich harmlose Stoffe aus unserer Umwelt (Pollen, Staub o.ä.) sind dann Auslöser für Entzündungen.
Wenn sich diese Überreaktion noch weiter steigert, richtet sie sich schließlich nach innen gegen Strukturen unseres eigenen Körpers, was nicht nur schmerzhaft und lästig ist, sondern sogar das Körpergewebe nach und nach zerstören kann. Das wiederum beeinträchtigt in erheblichem Maße unsere Leistungsfähigkeit, Kraft, Beweglichkeit, das Wohlbefinden und auch die Lebensfreude wird so extrem negativ beeinflusst.

Das Immunsystem ist also maßgeblich mit verantwortlich für chronische Entzündungen.

Entzündungsprozesse im Körper werden durch Stoffe (Toxine) begünstigt, die da nicht hingehören und auf die unser Körper gar nicht ausgelegt ist.
Grundsätzlich ist eine Entzündung zuerst einmal nichts Schlechtes!
Es ist eine Not- bzw. Heilreaktion unseres Körpers und äußert sich durch Schwellungen, Rötungen, Bewegungseinschränkungen und Schmerzen.
Diese Beschwerden resultieren – vereinfacht gesagt – daraus, dass sich an einer bestimmten Stelle im Körper eine Zellansammlung bildet. Diese Zellen wollen reparieren und heilen.
Chronisch werden die Entzündungen erst dann, wenn wir unserem Körper zu viel zumuten und er dadurch in „Dauerstress“ kommt.

Immer mehr Forschungen bestätigen, dass **der Darm eine sehr wichtige Schaltzentrale für die Abwehrkräfte** ist und die Darmbakterien großen Einfluss auf unsere Gesundheit insgesamt und auch auf das psychische Wohlbefinden haben, denn sie stehen in sehr engem Kontakt zu den Immunzellen.

Ein Darm, der in seiner Arbeit eingeschränkt und geschwächt ist zum Beispiel durch ungesunde Ernährung, Stress, Antibiotika-/Medikamenteneinnahme o.ä., kann seiner Aufgabe nicht mehr gerecht werden.

Dadurch werden auch das Immunsystem und die Abwehrkräfte im gesamten Körper in Mitleidenschaft gezogen.
Die Folge davon ist, dass schädliche Mikroorganismen sich vermehren und das Darmmilieu erheblich aus der Balance bringen können – das öffnet die Tore für Krankheitserreger.

Darm- und Verdauungsstörungen sind nicht selten die Ursache für viele andere Krankheiten.
Ein Großteil der chronisch-entzündlichen Erkrankungen, Allergien und Nahrungsmittelunverträglichkeiten haben ihren Ursprung im Darm!

In ihm befinden sich nicht nur 80 Prozent der Abwehrzellen, sondern auch die eben schon erwähnten ca. 100 Billionen kleinen Lebewesen, die zusammengerechnet immerhin fast zwei Kilogramm wiegen und die Darmflora bilden, das sogenannte ***Mikrobiom.***

Diese Lebewesen sind aber auch außerhalb des Darms anzutreffen, überall dort, wo im Körper Schleimhäute sind.
Aus diesem Grund sollten einzelne Körperbereiche auch nicht voneinander getrennt betrachtet werden, sondern immer als „Ganzes“.

Vermutlich würdest Du bei Zahnproblemen, Karies und Parodontose nicht gleich einen Zusammenhang mit Deinem Darm sehen, richtig?
Jedoch ist im Mund eben auch Schleimhaut.
Es ist wissenschaftlich erwiesen, dass sich entzündetes Zahnfleisch bei gleichzeitiger Behandlung des Darms bzw. einer Darmreinigung und -sanierung viel besser in den Griff bekommen lässt.

Durch eine Schädigung des Darms bzw. der Darmschleimhaut können Schadstoffe in die Blutbahnen bzw. den gesamten Organismus geraten und dort eine Immunreaktion auslösen, was zur Folge hat, dass es auch an ganz anderen Stellen im Körper zu Entzündungen kommen kann.

Ist das Immunsystem jedoch stark und intakt, die Darmflora gesund und kann der Darm seine Arbeit uneingeschränkt tun, können uns die meisten Erreger nichts anhaben.
Die Eindringlinge werden unschädlich gemacht und umgehend wieder aus dem Körper befördert.

******

Symptome – wie der Körper mit uns „spricht“

Jedes Symptom, das uns unser Körper zeigt, ist ein Hinweis darauf, dass etwas nicht stimmt, nicht optimal läuft.

Unser Körper „spricht“ so mit uns, macht auf Missstände aufmerksam und wir sollten diese Botschaften ernst nehmen, uns darum kümmern, genau hinschauen und „Ursachenforschung“ betreiben.
Es nützt nämlich nichts, wenn man nur die Symptome „beseitigt“, indem man sie einfach durch irgendwelche Medikamente „unterdrückt“ bzw. eine – kurzfristige - Besserung herbeiführt.

Hierzu ein kurzes Beispiel:
Ein Hautausschlag/Ekzem wird mit einer Salbe behandelt – der Ausschlag verschwindet.
Doch was passiert, wenn man die Salbe dann wieder weglässt?
Ist die tieferliegende Ursache damit dann auch „verschwunden“?
Wohl kaum, richtig?
Denn mit der Salbe wurde ja nur das Symptom behandelt, nicht jedoch die Ursache des Hautausschlags ausfindig gemacht.

Lässt man dann – um bei diesem Beispiel zu bleiben – irgendwann die Salbe wieder weg, werden die Symptome bzw. der Hautausschlag über kurz oder lang zurückkommen.
Ein Kreislauf beginnt …

Im Zusammenhang mit dem Darm im Speziellen können sich vor allem vier Symptome zeigen:

Bauchschmerzen & Krämpfe

Bauchschmerzen können viele Ursachen haben, gehören zu den häufigsten Beschwerden und entstehen meist durch die Verdauungsorgane.

Auslöser können zum Beispiel eine zu üppige Mahlzeit, zu hastiges Essen, verdorbene Speisen oder auch kleine Kotsteine sein, die sich im Darm in Bewegung setzen, wenn Du zu viel oder einige Nahrungsmittel durcheinander gegessen hast.
Um das zu vermeiden, solltest Du darauf achten, was und wieviel Du in welcher Kombination isst und gegebenenfalls Deine Mahlzeiten entsprechend anpassen.
Auch gutes Kauen und das Essen in Ruhe und ohne Hast können solchen Schmerzen vorbeugen.

Wenn die Bauchschmerzen und Krämpfe aber bereits da sind und Du schwerwiegende gesundheitliche Probleme (z.B. Darmverschluss, Vergiftung o.ä.) sicher ausschließen kannst, dann versuche es mal mit einer ***Bauchmassage***, bei der Du ätherische Öle zu Hilfe nimmst wie zum Beispiel Lavendel-, Kümmel- oder Fenchelöl. Sie lösen die Krämpfe und entspannen den Bauch.

Eine Anleitung zur Bauchmassage findest Du im **Kapitel *„Bauchmassage – eine Wohltat für den Darm“.***

Entkrampfend wirkt zudem eine Wärmflasche und/oder Tee aus Ingwer, Kümmel-, Anis- und Fenchelsamen.

Wichtiger Hinweis:

Wenn Du Dir nicht sicher bist, was Deine Bauchschmerzen und Krämpfe verursacht und diese länger andauern und/oder extrem heftig sind, solltest Du das unbedingt von einem Arzt abklären lassen!

Blähungen

Bei Blähungen liegen die Ursachen meist ebenfalls in der Ernährung, Nahrungsmittelunverträglichkeiten und/oder nicht gerade gesundheitsförderlichen Lebensgewohnheiten.

Je höher der Anteil an Ballaststoffen und unverdaulichen Kohlenhydraten, desto größer die Gasbildung.
Als „blähende" Lebensmittel sind vor allem Kohl, Zwiebeln, Erbsen, Linsen und Bohnen bekannt und auch Zuckeraustauschstoffe wie Xylit oder Sorbit, die in zahlreichen Nahrungsmitteln enthalten sind.
Deshalb achte darauf, welche Lebens- bzw. Nahrungsmittel Du in welcher Form (roh, gedünstet, gekocht, gebraten, fermentiert o.ä.) zu Dir nimmst, hier musst Du einfach ausprobieren, was Dir persönlich gut tut.
Die Möglichkeiten sind da genauso individuell, wie wir Menschen es sind. Was dem/der einen gut tut, verträgt der/die andere vielleicht überhaupt nicht.

Zu schnelles und hastiges Essen unter Zeitdruck kann Blähungen fördern, es wird dabei zu viel Luft mit verschluckt, die sich dann im Darm sammelt.
Gönne Dir deshalb Ruhe und Zeit beim Essen.

Bewegungsmangel ist nicht selten ebenfalls ein Auslöser für Blähungen, er macht den Darm träge.
Ein Spaziergang wirkt da oft Wunder.

Weiter hilfreich sind auch hier zum Beispiel eine entspannende Bauchmassage mit ätherischen Ölen, eine Wärmflasche und/oder Tee aus Ingwer, Kümmel-, Anis- und Fenchelsamen.

Verstopfungen

In den meisten Fällen ist eine Verstopfung nur vorübergehend und stressbedingt.

Eine weitere Ursache kann ebenfalls eine falsche Ernährung sein, die zu einem trägen Darm führt. Vor allem bei Menschen mit einer sehr ballaststoffarmen Ernährung besteht ein besonders hohes Risiko, an Darmkrebs zu erkranken, wenn die Verstopfungen chronisch werden.

Ballaststoffe sind nicht nur ein gutes „Futter" für Deine Darmbakterien, sondern sie arbeiten auch wie ein „Putzgeschwader" auf dem Weg durch den Verdauungstrakt und halten diesen von Kot- und Speiseresten frei.

Sogenannte „lösliche Ballaststoffe“ wie *Pektin*, *Oligofruktose* und *Inulin* sind überwiegend in Gemüse und Obst enthalten.
Einen ebenfalls hohen Ballaststoffgehalt haben Samen, Nüsse, Vollkornprodukte und Hülsenfrüchte – aber Vorsicht bei letzteren, wenn Du zu Blähungen neigst!
Dasselbe gilt bei einer Nahrungsmittelintoleranz.
Deshalb wieder der Hinweis:
Ausprobieren, was Dir persönlich gut tut!

Nahrungsmittel wie Milchprodukte und Fleisch enthalten überhaupt keine Ballaststoffe und sollten deshalb nur in Maßen auf dem Speiseplan stehen.

Grundsätzlich gilt, dass mindestens einmal am Tag eine Entleerung des Darms erfolgen sollte, besser noch nach jeder vollen Mahlzeit.

Menschen mit häufigen Verstopfungen haben vermehrt Kotreste im Darm, was Entzündungen der Darmschleimhaut begünstigt.
Ein träger oder verstopfter Darm ist deshalb **ein großes Gesundheitsrisiko!**
Durch die Kotreste entstehen im Darm Gärungs- und Fäulnisbakterien sowie Gase und die dadurch entstehenden Toxine belasten den Körper stark.

Das lässt sich über kurz oder lang dann auch an der Bauchform (Blähbauch) erkennen.

Es sollte deshalb bei einer Verstopfung auf keinen Fall zu lange damit gewartet werden, den Darm zu entleeren – gegebenenfalls unter Zuhilfenahme eines Einlaufs oder anderer Hausmittel wie zum Beispiel

☺ das altbewährte Rizinusöl
☺ 1 EL Bittersalz, ggf. auch etwas mehr
☺ Bauchmassage mit ätherischen Ölen
☺ 1 bis 2 Gläser Sauerkrautsaft am Morgen
☺ Cassia Fistula (Pflanzenart aus der Gattung der Kassien, Unterfamilie der Johannisbrotgewächse. Die Früchte haben eine abführende, blut- und zellreinigende Wirkung, in der Heilkunde ein natürliches Entgiftungs- und Abführmittel).

Alle „härteren“ Maßnahmen (Einlauf, Rizinusöl o.ä.) sollten aber unbedingt nur eine <u>kurzfristige</u> Möglichkeit zur Lösung einer akuten Verstopfung sein!
Wenn man sie zu häufig durchführt besteht die Gefahr, dass sich der Darm an die künstlich herbeigeführten Entleerungen gewöhnt.
Viel besser ist eine dauerhafte Umstellung der Ernährung und Stressreduktion, damit es gar nicht mehr zu Verstopfungen kommt.

Sehr empfehlen kann ich an dieser Stelle zwei tolle sogenannte „***Superfoods***", die nicht nur bei Verstopfung sehr gut wirken, sondern auch ein prima „Futter" für Deine Darmbakterien sind:

Lax Plum

Das ist eine aus China – genauer aus dem Süden Taiwans – stammende Pflaumenart, die grün geerntet und fermentiert wird.
Anschließend wird sie mit einer Kräutermischung aus grünem Tee, Cassia Fistula, Oolongtee, Matetee und Mateblättern ummantelt.
Die Lax Plum ist wohlschmeckend und wirkt sanft abführend.

Share® Pflaume

Sie ist der Lax Plum sehr ähnlich, stammt ursprünglich aus Japan und wird mittlerweile auch in Asien, Australien und den Vereinigten Staaten angebaut.
Wie die Lax Plum werden diese Früchte ebenfalls unreif und grün geerntet und anschließend ca. acht Monate fermentiert.
Die Ummantelung der Share® Pflaume besteht ähnlich wie die der Lax Plum aus einer Mischung aus Cassia Fistula, Karottenextrakt, Yerba Mate und Maulbeerfrucht.

Bei beiden Pflaumen-Sorten wird auf künstliche Zusatzstoffe und Geschmacksverstärker vollkommen verzichtet, deshalb sind sie sehr gesund und werden zu Recht als „Superfood“ bezeichnet.

Die Früchte reifen nach der Verpackung aufgrund der Fermentation und der Kräuterummantelung weiter und es entstehen dabei essentielle Nährstoffe und wertvolle Enzyme.
Sie sind reich an Ballaststoffen, fördern so die Verdauung und verbessern die Darmflora.
Der Körper wird bei der Entgiftung unterstützt und die Pflaumen sind auch sehr hilfreich, wenn man abnehmen möchte.

1 bis 2 Stück pro Tag regen die Verdauung an, vor allem in Kombination mit einem Glas warmen Wasser.

Hinweis:
Während einer Schwangerschaft sollten die fermentierten Pflaumen nicht verzehrt werden.

Noch zwei weitere Punkte möchte ich an dieser Stelle nicht unerwähnt lassen:

Eine Verstopfung kann ihre Ursache auch durchaus auf seelischer bzw. mentaler Ebene haben.

Zum einen ist sie ganz eng mit dem Thema „Loslassen“ verbunden.
Das ist uns vielleicht manchmal gar nicht wirklich bewusst und hört sich eventuell für Dich gerade ziemlich „abgefahren“ an!?
Doch alles, was wir – auch mental – nicht verdauen, seien es Konflikte, Probleme, Ärger mit anderen Menschen, Dinge, die wir unbewusst nicht loslassen wollen, können sich im Darm regelrecht „festsetzen“ und uns so schwer zu schaffen machen.
Deshalb überlege Dir auch hier, was eventuell die tatsächliche Ursache für Deine akute Verstopfung sein könnte.

Zum anderen gibt es die sogenannten „Heimscheißer“, die nur zuhause auf die Toilette gehen (können).
Das kann verschiedene Gründe haben.

Meistens hängt es damit zusammen, dass einem auf fremden Toiletten der Geruch der eigenen Ausscheidungen unangenehm ist, die eventuell dabei entstehenden Geräusche peinlich, denn darüber spricht man ja nicht, tut es nicht, sondern macht es lieber zuhause „im stillen Kämmerlein", richtig?
Nein – falsch!!!
Dadurch besteht nämlich die Gefahr, dass man selbst durch diese Denkweise eine Verstopfung provoziert und die tut einem letztendlich nur selbst weh!

An diese Menschen eine lieb gemeinte Bitte – ganz in eurem eigenen Interesse:
Legt eure Hemmungen ab, ihr schadet damit sonst nur eurer eigenen Gesundheit!

Durchfall

Durchfall ist grundsätzlich nicht gleich was „Schlechtes", sondern in erster Linie einfach ein Verteidigungsmechanismus des Körpers, um möglichst schnell Krankheitserreger wie Viren und Bakterien (z.B. *Noroviren, Rotaviren, E.coli, Salmonellen*) und/oder Parasiten wieder aus dem Darm hinauszubefördern.

Solange dieses Problem nur kurzzeitig auftritt und die Konsistenz des Kots nur durchfallartig ist, gibt es nichts zu befürchten.
Wenn sich die Entleerungen aber häufen und Du deshalb kaum mehr aus dem Haus kannst, dann kannst Du mit folgenden Mitteln versuchen, den Durchfall zu stoppen:

- Einen Einlauf machen, um möglichst alles im Darm befindliche, was den Durchfall verursacht, ganz schnell los zu werden.
- Aktivkohle-Tabletten (nach Packungsbeilage)
- Eine Bauchmassage mit einem ätherischen Öl wie z.B. aus Pfefferminze, Kümmel oder Fenchel.
- 2 bis 3 EL Flohsamenschalen in ein Glas warmes Wasser einrühren und trinken, anschließend mit einem weiteren Glas Wasser nachspülen.

Um weiteren Begleiterscheinungen wie Kreislaufproblemen und Schwäche vorzubeugen, die aufgrund des hohen Flüssigkeitsverlusts entstehen, ist es besonders wichtig, viel zu trinken und dem Körper gezielt Elektrolyte zuzuführen.

Was aber will uns der Körper bzw. der Darm mit solchen Symptomen denn genau sagen?

Dazu hier die – zugegebenermaßen – provokante Aussage, mit der ich Dich allerdings nur dazu anregen will, darüber nachzudenken:

Die Ursachen für Darmprobleme, Reizdarm und chronische Entzündungen liegen in Deiner Lebensführung und in Dir!

Und eben weil das so ist, liegt auch viel mehr in Deinen Händen, als Du vielleicht seither gedacht hast! ☺

Der erste Schritt ist deshalb, zu überlegen, was die ***Ursachen*** sein können, wenn der Darm und die Verdauung Probleme bereiten, wie zum Beispiel:

- Ist mit meiner Ernährung alles in Ordnung, ernähre ich mich gesund und vollwertig?
- Welchen Lebensstil habe ich?
- Habe ich Stress?
- Belastet mich psychisch etwas (s. hierzu meine Ausführungen zum Thema „Verstopfung")?
- Wie sind meine Gedanken? Positiv oder eher negativ?
- Bewege ich mich ausreichend?

- Nehme ich Medikamente ein, die eventuell Einfluss auf meine Darmbakterien haben? (Viele Medikamente führen nämlich dazu, dass zu viel Magensäure produziert wird, die wiederum die Darmbakterien zerstört).

Die Antworten hierauf können wichtige Anhaltspunkte sein.

Frage Dich, wo und wie Du selbst etwas verändern und verbessern kannst in Bezug auf Deine Gesundheit.
Du selbst kannst schon enorm zu Deiner Gesundheit – vor allem auch der Deines Darms – beitragen, indem Du Dich ganz bewusst damit auseinandersetzt, nach den möglichen Ursachen Deiner Beschwerden suchst und die Symptome hinterfragst, die Dir Dein Körper signalisiert.

Das volle Potenzial für Heilung und Gesundheit kann sich langfristig nur entfalten, wenn sämtliche Faktoren angeschaut werden, die eine Krankheit beeinflussen können.

******

Warum werden wir bzw. unser Darm krank?

Am Anfang dieses Kapitels möchte ich eine Frage an Dich stellen:

Woran kannst Du erkennen, dass mit Deinem Darm etwas nicht in Ordnung ist?

Ganz pragmatisch und einfach gesprochen hier die Antwort:
An der Menge des Toilettenpapiers, das Du nach dem Stuhlgang benötigst!
Je mehr Toilettenpapier, desto schlechter der Gesundheitszustand des Darms!

Ist der Darm gesund, verschmutzen die Ausscheidungen (hier sei der Begriff „***Glückswurst***" genannt ☺) weder nennenswert die Toilette, noch riechen sie intensiv und man benötigt zudem kaum Toilettenpapier, da am Hintern fast nichts „hängen bleibt".

Doch ernsthaft: Wer von uns stellt sich im Alltag tatsächlich die Frage, wie hoch sein Toilettenpapier-Verbrauch ist und vor allem warum?

Bedauerlicherweise kommt der Mensch meistens erst ins Handeln, wenn ihm etwas weh tut (wie z.B. Kopfschmerzen, Migräne, Arthrose, Zahnschmerzen o.ä.). Der Darm muss aber nicht zwangsläufig wehtun, wenn er nicht in Ordnung ist bzw. sich durch Bauchschmerzen bemerkbar machen. Und das ist das Tückische!
Liegt zum Beispiel ein ***Leaky Gut Syndrom*** vor, verursacht das direkt im Darm keine Schmerzen, hat aber durchaus sehr große gesundheitliche Auswirkungen an ganz anderen Stellen im Körper und auf den gesamten Organismus!

Weiter bin ich – aus eigener Erfahrung – der Meinung, dass häufig ein diagnostizierter "Reizdarm“, der womöglich über Jahre mit Medikamenten behandelt wird und die Lebensqualität des Betroffenen extrem einschränkt – im Grunde gar kein Reizdarm ist, sondern da wurde einfach nicht richtig geschaut und es liegen den Beschwerden ganz andere Ursachen zugrunde.

Und vielleicht sollte man sich auch einfach mal bessere Fragen stellen!?
Statt (schulmedizinisch) „Was kann ich GEGEN meine Schmerzen tun ....?“, ist es eine bessere Frage „Was kann ich DAFÜR tun, dass es meinem Körper und mir gut geht und wie kann ich meinen Darm unterstützen?“ (naturheilkundlicher und ganzheitlicher Ansatz).

Hier nun ein paar ganz wesentliche Faktoren, die über unser Darmwohl mit entscheiden:

Nahrung

Eine ausgewogene und gesunde Ernährung hilft dem Darm, gesund zu bleiben. Doch leider widerspricht unsere heutige Ernährung in recht drastischer Form der „Ur-Nahrung".

Die Nahrung wird immer mehr industriell mit chemisch-synthetischen Zusätzen verändert, die unser Immunsystem gar nicht kennt.
Hierauf gehe ich im **Kapitel *„Die fünf Alltagsgifte für unseren Darm"*** noch näher ein.
Sie ist oft stark belastet mit Pflanzenschutzmitteln und Pestiziden und das alles wirkt eventuell schon über Jahre oder gar Jahrzehnte auf unseren Körper und vor allem auf die Darmschleimhaut ein.

Ein Stichwort hierzu: *Glyphosat* ☠
Ein Unkrautvernichtungsmittel bzw. „Totalherbizid", das alle Pflanzen abtötet, die nicht gentechnisch verändert wurden.[7]

[7] Quelle: https://de.wikipedia.org/wiki/Glyphosat

Die negativen Folgen für Pflanzen- und Tierwelt sind extrem, das Mittel trägt maßgeblich zum Artensterben bei. Auch das weltweite Bienensterben wird mit Glyphosat in Verbindung gebracht, wie eine Studie aus dem Jahr 2018 nahelegt. [8]
Die derzeitige Zulassung von Glyphosat läuft auf EU-Ebene im Dezember 2022 aus, laut einer Pressemitteilung des Bundesministeriums für Ernährung und Landwirtschaft vom 10.02.2021 (Nr.18/2021)[9] ist die Verwendung des Gifts jedoch erst ab 2024 vollständig verboten. Bis dahin darf es noch unter Auflagen und diversen Einschränkungen angewendet werden!

Da stellen sich dann doch die berechtigten Fragen:
Was muten wir unserem Körper zu, wenn wir Nahrung zu uns nehmen, die industriell und chemisch so verändert wurde?
Ist es ein Wunder, wenn der Körper und unser Darm irgendwann gereizt reagieren, weil die Darmbakterien schlicht überfordert sind und diese ganzen schädlichen Stoffe gar nicht mehr abbauen können?

---

[8] Quelle: https://www.bund.net/umweltgifte/glyphosat/
[9] Quelle: https://www.bmel.de/SharedDocs/Pressemitteilungen/DE/2021/18-pflanzenschutzverordnung-insektenschutz.html

Bemerkenswert an dieser Stelle finde ich auch eine Untersuchung, in der festgestellt wurde, dass zum Beispiel ein 80jähriger überraschenderweise eine bessere Darmflora hat als ein erst 25jähriger!
Wie kann das sein?

Hier die Erklärung:

Der 80jährige hat sich ca. 50 Jahre seines Lebens „gut“ bzw. „ursprünglich“ ernährt mit Nahrungsmitteln, die noch nicht so sehr industriell und chemisch verändert waren, wie es heutzutage der Fall ist.
Genau aus diesem Grund haben heute junge Menschen kaum noch die Möglichkeit, sich wirklich gesund und „ursprünglich“ zu ernähren.
Selbst Babys werden schon als Fötus über die Nabelschnur mit den ganzen Umweltgiften (mit denen die Mutter belastet ist) konfrontiert und starten mit dieser „Basis“ ins Leben.

Davon betroffen ist auch die Darmflora der Kinder von Geburt an, denn diese wird während der (natürlichen) Geburt maßgeblich und direkt von der mikrobialen Zusammensetzung der Vaginal- und Darmflora der Mutter beeinflusst.[10]

---

[10] Quelle: www.wissenschaft.de/umwelt-natur/darmflora-von-schwangeren-praegt-babys/

Werdende Mütter können deshalb schon viel für die spätere Darmgesundheit ihrer Kinder tun, wenn sie während der Schwangerschaft auf eine gesunde Ernährung achten, die eine vielfältige Darmflora fördert.
Bei Kaiserschnitt-Kindern pendelt sich die Darmflora einige Monate nach der Geburt ebenfalls ein, jedoch ist es auch hier von entscheidender Bedeutung, was die Kinder an Nahrung zu sich nehmen.
Über die Muttermilch zum Beispiel werden Antikörper und wichtige Bakterien aufgenommen, die das Immunsystem stärken und sogar Einfluss auf spätere Unverträglichkeiten und Übergewicht nehmen.

Durch die industriell veränderte Nahrung in unserer heutigen Zeit ist es bedauerlicherweise schon beinahe vorprogrammiert, dass Darmerkrankungen und die Folgen davon in den nächsten Jahren und Jahrzehnten immer weiter zunehmen werden.
Doch was können wir tun?

Wir sollten genau die Potenziale, die wir haben – vor allem auch in unserem eigenen Körper – nutzen, wertschätzen und pflegen!!!

Wir Menschen haben uns diese Welt erschaffen, wie sie heute ist – mit alledem, was wir auch als Verbraucher nutzen.

Leider ist unser Körper aber gar nicht auf diese ganzen Umweltgifte ausgelegt, hat nur ein bestimmtes Kontingent an Leistung zur Verfügung!
Er ist keine „Hochleistungs-Fabrik“!!!
Er muss mit den Ressourcen auskommen, die wir ihm – vor allem eben gerade über die Nahrung! – zur Verfügung stellen und das Beste daraus machen.

Unsere Leber zum Beispiel filtert ca. 2.000 Liter Blut – pro Tag!
Damit ist sie schon mehr als „beschäftigt“.
Wir sollten sie also nicht noch mehr strapazieren mit Giftstoffen etc., die man durch eine bewusstere Lebensführung selbst deutlich minimieren kann.
Der Darm steht übrigens in direktem Zusammenhang mit der Leber – die beiden sind quasi „Team-Player“.

Die Gefahr ist sehr groß, dass die energetische Funktion des Darms aufgrund der ständigen Reizungen durch eine minderwertige bzw. industriell veränderte Nahrung in eine chronische Überfunktion übergeht, was zur Folge hat, dass das Immunsystem ständig Abwehrzellen produziert und sendet, sobald diese Nahrung mit der Darmschleimhaut wieder in Berührung kommt.

Leider reagieren die Antikörper aber nicht nur auf diese Nahrung, sondern sie greifen gleichzeitig auch massiv die Darmschleimhaut an und schädigen die Verbindungen zwischen den einzelnen Zellen (*Tight Junctions*), die die Darmschleimhaut „dicht" halten ..... die Geburtsstunde des *Leaky Gut*!

Und erschwerend kommt noch hinzu, dass viele Menschen auch dazu neigen, mehr zu essen als der Körper eigentlich braucht, sie sich gleichzeitig aber weniger bewegen.

Falsche Ernährungsweise

Es wird zu viel, zu oft, häufig auch zu hastig und in Eile oder aber zur falschen Zeit gegessen.

Ist der Darm am Morgen und Vormittag noch sehr leistungsstark, nimmt das im Laufe der zweiten Tageshälfte in Richtung Abend immer mehr ab.
Wenn man sich dann am Abend noch eine üppige Mahlzeit gönnt, kann diese durchaus recht schwer über Nacht im Magen-Darm-Trakt liegen, was die Bildung von Fäulnis- und Gärungsbakterien und somit Blähungen und Bauchschmerzen begünstigt.

Und nun stell' Dir einmal vor, was Dein Darm am nächsten Morgen vorfindet, wenn er seine Arbeit wieder aufnimmt, um die Reste des Vorabends zu verdauen .....
Doch dem nicht genug: Jetzt kommt ja das Frühstück auch gleich noch „oben drauf"!

Dem Verdauungstrakt wird so kaum mehr eine Pause gegönnt, er läuft quasi ständig auf Hochtouren – eine chronische Überfunktion kann die Folge sein.

Elementar wichtig ist, dass der Darm durch **eine vollwertige und gesunde Ernährung** ausreichend Futter für die „guten" Darmbakterien geliefert bekommt.
Durch eine falsche Ernährungsweise bzw. minderwertige Nahrungsmittel oder gar Fastfood „verhungern" diese und es vermehren sich die Gärungs- und Fäulnisbakterien im Darm, gewinnen die Oberhand.
Die „guten" Darmbakterien lieben Ballaststoffe aus zum Beispiel Gemüse (hier vor allem grünes Blattgemüse) und Obst.
Sehr zu empfehlen sind auch <u>fermentierte Lebensmittel</u> wie zum Beispiel Sauerkraut, Kimchi (ein leckeres Rezept dazu findest Du in meinem ersten Buch ☺), Kombucha oder Kefir.

Auf das Thema „Fermentation“ gehe ich noch näher im **Kapitel *„Lebensmittel selbst fermentieren – Kraftfutter für unsere Darmbakterien“*** ein.

Auch solltest Du auf die Kombination Deiner Nahrung achten, denn manche können recht herausfordernd für die Verdauung sein, weil sie unterschiedliche Verdauungssäfte benötigen, die sich nicht immer besonders gut miteinander vertragen!
Schwer verdauliche Kombinationen sind zum Beispiel Eiweiß mit Kohlenhydraten (z.B. Quark oder Joghurt mit Früchten), Fleisch mit Reis, Pasta oder Kartoffeln etc.

Weiter ist es sehr empfehlenswert, die Mahlzeiten bewusst langsam und mit Genuss zu sich zu nehmen und nicht nur hastig und in Eile hinunter zu schlingen oder gar „nebenher“ rein zu schaufeln, während zum Beispiel der Fernseher läuft (Stichworte hier: Achtsamkeit und bewusstes Essen!)
Durch gutes Kauen und dem damit einhergehenden Einspeicheln der Nahrung wird diese durch die Enzyme im Speichel schon „vorverdaut“ und aufgespalten (*Amylase*) auf ihrem Weg durch die Speiseröhre und den Magen bis in den Darmtrakt und der Darm hat es leichter bei seiner Arbeit.

Tipp:

Wenn Du die ersten 3 bis 5 Bissen Deines Essens ganz bewusst einspeichelst und gut kaust, kann sich Dein Körper gleich zu Beginn der Mahlzeit darauf einstellen, was er an Nahrung zum Verdauen bekommt und welche Verdauungssäfte dafür notwendig sind.
Ergebnis: Er reagiert darauf und es wird so vermieden, dass man sich überisst, das heißt, der Körper signalisiert viel schneller, wann man „voll" ist.
Positiv natürlich auch für die Kalorienzufuhr! ;-)

Verwechseln von Hunger mit Durst

Viele von uns wissen gar nicht, was echter Hunger ist, sondern verwechseln diesen häufig mit Durst.
Die Folge davon ist, dass gegessen wird, anstatt einfach nur etwas zu trinken.

Tipp:

Ob Du Hunger oder Durst hast, kannst Du selbst ganz einfach testen:
Wenn Du das nächste Mal ein Hungergefühl verspürst, dann trinke reichlich stilles Wasser (ca. einen halben bis einen Liter).

Ist Dein „Hunger" kurze Zeit später verschwunden, dann war es Durst, den Dein Körper verspürt und Dir signalisiert hat und nicht Hunger!
Positiver Nebeneffekt auch hier:
Wenn Du ausreichend viel trinkst, verhindert das den Drang mehr zu essen, als Dein Körper im Grunde braucht, Kalorien werden eingespart!
Als Anhaltspunkt für die mindestbenötige Trinkmenge kannst Du so rechnen:
30 ml pro Kilogramm Körpergewicht
Und dazu zählt nur stilles, reines Wasser!

Medikamente

Ein weiteres belastendes Kriterium für den Darm ist die Einnahme von Medikamenten, denn auch sie gelangen ja in den Magen-Darm-Trakt und können dort das Gleichgewicht der Darmflora empfindlich stören.

Verständlich ist natürlich, dass viele Patienten mit Schmerzen jeglicher Art, die über die Jahre womöglich immer schlimmer werden und erheblich die Lebensqualität einschränken, große Hilflosigkeit verspüren und sich nichts sehnlicher wünschen, als ihre Schmerzen zu lindern bzw. ganz los zu werden – dies mit den unterschiedlichsten Medikamenten, die es auf dem Markt gibt.

Ich kenne das aus eigener Erfahrung nur zu gut! Man klammert sich an jeden Strohhalm von Hoffnung.
Erschreckend finde ich aber dennoch oft die Unterhaltungen in diversen Foren und Gruppen, in denen es um Darmprobleme o.ä. geht und sich über die verschiedensten Medikamente etc. ausgetauscht wird. „Versuch‘ doch mal das Medikament .... das hat mir geholfen!“ usw.
Das sind zwar alles durchaus gut gemeinte Ratschläge, doch wie bereits erwähnt kann man mit Medikamenten zwar Schmerzen eindämmen und in den Griff bekommen, jedoch kommt man so eben aber auch nicht an die tatsächliche „Wurzel des Übels“, nämlich die Ursache der ständigen Schmerzen!
Das wurde mir auch erst nach meinem jahrelangen Leidensweg bewusst.

Viele Betroffene „enden“ deshalb in einer Dauermedikation.
Dadurch sammelt sich mit der Zeit aber auch eine ganze Menge an **Giftstoffen im Körper** an, die unser Organismus gar nicht mehr verstoffwechselt bzw. ausgeschieden bekommt und viele unserer Organe – vor allem die Leber und die Niere – werden dadurch enorm belastet.

Hierzu habe ich vor einiger Zeit im Rahmen eines Entgiftungskongresses einen sehr interessanten Vortrag von ***Prof. Dr. med. Jörg Spitz*** gehört:
„Die tägliche Dosis: Gifte im Alltag".
Sinngemäß vertrat er dort die Meinung, dass ein Arzt, der einen Patienten unter Dauermedikation hat, letztlich im Grunde nicht in der Lage ist, diesen zu heilen.
Heilung sollte das Ziel sein und nicht, die Symptome des Patienten und dessen Schmerzen mit Medikamenten – oft über viele Monate und Jahre – nur zu lindern oder zu unterdrücken.
Stichworte hierzu: Kostenfaktor, Pharmaindustrie!

Ein sehr interessanter Ansatz wie ich meine, über den man durchaus mal nachdenken sollte!

Prof. Dr. med. Spitz verfolgt den holistischen Ansatz im Gesundheitsbereich, das heißt, er bezieht die Diagnostik und Therapie des Menschen stets auf Körper, Geist und Seele.
Wer darüber mehr erfahren will, dem empfehle ich seine diversen Bücher, Beiträge und Veröffentlichungen in den Medien, im Speziellen auch auf Youtube den Beitrag ***„Richtig entgiften – 12 Säulen der Entgiftung"***.[11]

---

[11] https://www.youtube.com/watch?v=Talc4NYDMvk&t=3s

Durch diese ganzen Einflüsse von außen ändert sich die Zusammensetzung der Darmbakterien oft gravierend – die daraus resultierenden funktionellen Störungen können aber meist labortechnisch gar nicht oder nur schwer nachgewiesen werden.
Deshalb ist es auch so schwer, einen „Reizdarm" genau zu diagnostizieren – die Symptome und Beschwerden sind sehr individuell und bei jedem Einzelnen sehr unterschiedlich.

Durch solche Funktionsstörungen ist der Darm unter anderem nicht mehr in der Lage, Kohlenhydrate und Eiweißstoffe richtig zu verdauen, das geschieht nur noch in unzureichendem Maße, wie bereits weiter vorne im Buch schon erwähnt.
Das hat dann wiederum zur Folge, dass sich Nahrungs- und Kotrückstände bilden, die sich in den zahlreichen Darmzotten und -falten ablagern und dort länger verweilen, als es für uns gut ist.
Und **Kot, der nicht ausgeschieden wird, ist toxisch!!!**
Er begünstigt Entzündungen des Darms und ist dieser dann entzündet, wird er durchlässig (*Leaky Gut Syndrom*)!

******

Die fünf Alltagsgifte für unseren Darm

In unserem modernen Alltag gibt es viele Einflüsse, die dem Körper nicht guttun. Und nur allzu oft ist der Darm das erste Organ, das sich mit Beschwerden und Funktionsstörungen zu Wort meldet, wenn etwas nicht stimmt.
Zugrundeliegende Alltagsursachen ebenso wie die daraus resultierenden Schadstoffbelastungen für den Darm können vielfältig sein, lassen sich grob aber in fünf Hauptkategorien einteilen:

Lebensmittelgifte

Immer wieder beklagen Ernährungsexperten den exzessiven Gebrauch von künstlichen Zusatzstoffen in der Lebensmittelherstellung.
Sicherlich kann man hier nicht pauschal jeden Zusatzstoff als Lebensmittelgift deklarieren. Immerhin gibt es von pflanzlichen Farbstoffen über natürliche Süßstoffe und Säuerungsmittel eine Fülle „gesunder" Zusätze.
Dem gegenüber steht jedoch ein Großteil an künstlichen Zusatzstoffen, die im Labor extrahiert oder erst zusammengemischt werden und damit alles andere als natürlich sind.

In ihrer unnatürlichen stofflichen Zusammensetzung liegt dabei auch das Gefahrenpotenzial für den Darm.
Beispielsweise macht es einen großen Unterschied, ob Fruchtsäure als natürlicher Bestandteil einer Frucht oder als reines Extrakt in erhöhter Konzentration verzehrt wird. Während der Darm nämlich mit moderaten Mengen an Säuren noch relativ gut umgehen kann, verursacht zu viel Säure schnell eine Übersäuerung des Darmtrakts und greift die Darmschleimhäute an.
Die Schleimhautzersetzung irritiert in Folge die sensiblen Darmwände mitsamt ihrem Nervengeflecht. Bauchschmerzen und Darmkrämpfe sind dann vorprogrammiert.

Noch schlimmer wirken sich auf den Darm Lebensmittelzusätze aus, mit deren chemischen Bestandteilen der Darm normaler Weise gar nicht in Kontakt kommt.
Das gilt vor allem für künstliche Farbstoffe wie *Chinaldin*, das aus Steinkohlenteer gewonnen wird. Er steht gemeinsam mit synthetischen Azofarbstoffen im Verdacht, Pseudoallergien, Verhaltensstörungen und sogar Krebs auszulösen.
Verdauungsbeschwerden wie Blähungen, Durchfall oder Übelkeit sind nach dem Verzehr ebenfalls nicht auszuschließen.

Zudem wird Patienten mit Neurodermitis oder Asthma von einem Verzehr entsprechender Farbstoffe entschieden abgeraten.

Besonders heikel sind künstliche Zusatzstoffe, wenn es um Nahrungsmittelallergien und Nahrungsmittelunverträglichkeiten geht.[12] Denn ein häufiger Verzehr von Fertigprodukten und anderen Nahrungsmitteln, die größere Mengen an künstlichen Zusätzen enthalten, kann das Allergierisiko stark erhöhen.

Auch gibt es zahlreiche Zusatzstoffe, die als Auslöser von Nahrungsmittelunverträglichkeiten gelten und für Betroffene durchaus wie Lebensmittelgifte wirken.
Als bekannte Nahrungsmittelallergene gelten diesbezüglich:

☹ Azofarbstoffe *(z.B. Azorubin, Cochenillerot, Infogotin oder Tartrazin)*
☹ Geschmacksverstärker *(z.B. Natriumglutamat)*
☹ Konservierungsstoffe *(z.B. Benzoate, Sorbate oder Sulfite)*
☹ Salicylate *(z.B. Histamin oder Tyramin)*
☹ Süßstoffe und Zucker *(z.B. Aspartam, Fructose oder Lactose)*
☹ Triebmittel *(z.B. Gluten oder Hühnereiweiß)*

[12] Quelle: https://infothek-gesundheit.de/nahrungsmittelunvertraeglichkeiten/

Zu finden sind besagte Stoffe in hoher Dosis nicht nur in Fertigprodukten, Süßigkeiten und Snacks, auch zum Beispiel Softdrinks und Fruchtsaftkonzentrate beinhalten unnatürliche Konzentrationen an Fruchtzucker und Süßstoffen.
Mit Blick auf Nahrungsmittelunverträglichkeiten wie Zöliakie oder Laktoseintoleranz können zudem selbst augenscheinlich harmlose Lebensmittel wie Getreide- und Milchprodukte gefährlich werden.
Der Begriff „Lebensmittelgifte" schließt neben wirklich toxischen Lebensmittelzusätzen also auch Allergene und Trigger-Substanzen mit ein.

Umweltgifte

Während sich Umweltschadstoffe wie Asbest im Hausbau oder Kohlenstoffdioxid in erster Linie auf die Atemwege auswirken, gibt es auch einige Umweltgifte die speziell den Darm betreffen.
Im Zusammenhang mit Lebensmittelgiften muss dabei auch eine Gruppe von Umweltgiften genauer beleuchtet werden, die speziell über die Lebensmittelindustrie ihren Weg in unseren Darm finden.
Die Rede ist von Spritzmitteln, die als Insektenschutz bei pflanzlichen Lebensmitteln eingesetzt werden.

Der nach wie vor aktuelle Glyphosat-Skandal – ich habe darüber schon im Kapitel *„Warum und durch was werden wir bzw. unser Darm krank“* kurz geschrieben - ist hier nur ein Beispiel für die hochgefährlichen Auswirkungen auf die körperliche Gesundheit.
Von Tumorerkrankungen über genetische Mutationen und Missbildungen bei ungeborenen Kindern bis hin zu tödlichen Vergiftungserscheinungen können Pestizide massiven Schaden am Körper anrichten.
Umwelt- und Gesundheitsorganisationen sind sich dessen längst bewusst und fordern die Politik zum Handeln auf.

Bereits 2008 gab Greenpeace eine Schwarze Liste der Pestizide heraus.[13] Darin aufgeführt sind neben insgesamt 1.134 weltweit genutzten Pestiziden auch deren gesundheitsschädliche Wirkungen. Vielfach ergab sich diesbezüglich ein hochtoxisches Potenzial durch Verschlucken, wobei sich die Vergiftung natürlich hauptsächlich durch eine Aufnahme in den Stoffwechsel über den Darm ereignete.
Die essenzielle Funktion des Darms im körpereigenen Stofftransport wird an dieser Stelle nur allzu deutlich.

[13] Quelle: https://www.greenpeace.de/sites/www.greenpeace.de/files/Schwarze_Liste_Pestizide_final_0.pdf

Im Falle von Giftstoffen sind die Auswirkungen dementsprechend verheerend.

Nun sind Lebensmittelpestizide aber nicht die einzigen Giftstoffe, die uns über die Nahrung gefährlich werden können.
Umweltforscher haben in den vergangenen Jahren wiederholt hohe Schadstoffbelastungen im Grundwasser sowie im Kulturboden einiger Regionen gemessen. Schuld daran sind einerseits Abwässer, die aus Fabriken und Chemielaboren ungefiltert und teils illegal ins Grundwasser abgeleitet werden. Andererseits tragen auch wir mit unserem chemiegeladenen Alltag dazu bei, dass immer mehr Schadstoffe ins Trinkwasser gelangen. Allen voran ist es die berühmt-berüchtigte Mikroplastik, die unsere Trinkwasservorkommen zusehends belastet.

Laut einer Studie von Orb Media finden sich in gut 72 Prozent europäischen Leitungswassers Plastikrückstände.[14] Sie stammen aus synthetischen Kleidungsstücken, Shampoos, Waschmitteln, Autoreifen.
Alles Alltagsgegenstände, deren mikroskopisch kleine Plastikpartikel zu klein für die Filter von Kläranlagen sind oder sich über die Luft ungehindert ausbreiten und mit dem Regen zu Boden fallen.

---

[14] Quelle: https://orbmedia.org/stories/Invisibles_plastics/

Im Magen-Darm-Trakt kann durch Mikroplastik verschmutztes Trinkwasser ähnlich mikroskopisch kleine Verletzungen der Magen- und Darmwände hervorrufen.
Die kleinen Plastikstücke können sich außerdem in den darmeigenen Lymphknoten ansammeln und die Nährstoffaufnahme im Darm behindern. Typische Inhaltsstoffe von Mikroplastik wie Acrylamid stehen darüber hinaus im Verdacht, krebsauslösend und erbgutschädigend zu sein.[15]

Rauschgifte

Bei Rauschgiften denken viele zunächst an die Schwergewichte der chemischen Drogen.
Tatsächlich können diese dem Darm auch ernsthaft schaden, etwa indem sie die Darmschleimhaut angreifen oder die natürlich im Verdauungstrakt vorkommenden Bakterienstämme der Darmflora aus dem Gleichgewicht bringen.
Daneben sind aber auch diverse Genussmittel, die ganz legal im Handel erhältlich sind, als Rauschgifte zu definieren. Mit verheerenden Folgen für die Darmgesundheit bei Überdosierung.

[15] Quelle: https://www.krebsgesellschaft.de/onko-internetportal/basis-informationen-krebs/bewusst-leben/acrylamid-ein-krebsausloesender-stoff.html

Der Begriff „Droge“ stammt ursprünglich vom niederländischen Wort *droog* für „trocknen“ ab und beschrieb ursprünglich jedwede Formen getrockneter Pflanzenteile, Pilze, Tiere und Mikroorganismen mit gesundheitsrelevanter Wirkung.
Auf dieser Grundlage entstand einst auch das Wort „Drogerie“ als Bezeichnung für einen Fachhandel, der sich auf Teekräuter, Gewürze, pflanzliche Pflegeprodukte und rezeptfreie Arzneidrogen spezialisiert hat.
Demnach sind auch Kräutertees und Gewürzpflanzen mit medizinischen Wirkstoffen Drogen im weiteren Sinne.
Und auch Rausch- und Genussmittel wie Koffein, Alkohol und Nikotin gehören gemeinsam mit Cannabis zur Gruppe der „weichen Drogen“.

Nun besitzen auch diese Rausch- und Genussmittel häufig medikamentöse Qualitäten.
Koffein regt das Nervensystem und die Verdauung an.
Alkohol wirkt desinfizierend und keimtötend.
Cannabis ist für seine schmerzlindernde, appetitanregende und stimmungsaufhellende Wirkung bekannt.
Und selbst Nikotin kann durch seinen stimulierenden Effekt auf die Zytochrome CYP1A2 und CYP2B6 medizinisch relevant sein, weil es auf diese Weise den Metabolismus diverser Medikamente verbessert.

Gerade bei Nikotin sind jedoch auch die toxischen Eigenschaften der Droge bestens bekannt.
Ähnlich wie bei Koffein und Alkohol lösen die Nikotingifte im Darm bei anhaltender Überdosierung Entzündungen aus und können zur Entstehung eines Reizdarmsyndroms beitragen.

Kaffee ist außerdem als Auslöser von Blähungen, Darmkrämpfen und Verstopfung bekannt, wenn er zu stark dosiert wird.
Die eigentlich verdauungsfördernde Wirkung von Koffein kann sich also leicht ins Gegenteil kehren, wenn die Droge zu stark dosiert wird.

Bei Alkohol kommt es ebenfalls sehr stark auf die Dosierung und vor allem auf die genaue Zusammensetzung der alkoholischen Getränke an. Während ein Glas Rotwein pro Tag wegen dem hohen Gehalt an Antioxidantien im Wein als stärkend für Darmflora, Stoffwechsel und Herz-Kreislauf-Funktion gilt, können raue Mengen hochprozentiger Spirituosen die Darmflora zersetzen und chronische Darmentzündungen auslösen.
Alkopops mit hohem Zuckeranteil haben einen ähnlichen Effekt, da der Zucker im Rahmen des Verdauungsprozesses zu Alkohol vergärt und so ebenfalls starke Darmreizungen provoziert. Zudem ist Zucker ein idealer Nährboden für Candida Pilze.

Diese kommen zwar natürlich in der Darmflora vor, verursachen bei einer Überpopulation im Darm oder Mundraum jedoch die sogenannte *Candidose* – eine Pilzinfektion, die neben den Schleimhäuten im Mund auch die Darmschleimhaut befallen kann und dann für heftige Darmschmerzen und Verdauungsbeschwerden sorgen kann.

Pharmagifte

Medikamente sollen dem Menschen eigentlich dabei helfen, von einer Krankheit zu genesen. Allerdings hat die Pharmaindustrie auch ihre Schattenseiten, die unsere Gesundheit direkt betreffen.

Schon an der Herstellung der Arzneimittel kommt in den letzten Jahren immer mehr Kritik auf.
So berichtete die ARD Tagesschau zum Beispiel bereits 2017 über die herrschende Intransparenz von Fertigungsstätten, die sich oftmals inmitten umweltschädlicher Industriegebiete von Entwicklungsländern befinden. [16]

[16] Quelle: https://www.tagesschau.de/wirtschaft/intransparenz-medikamente-101.html

Zwischen illegalen Chemieabwässern und ungefilterten Industrieabgasen sickert dort auch einiges an pharmazeutischen Laborchemikalien in den Boden und trägt zur Verschmutzung des Grundwassers bei.

Die ungesunde Nähe der Pharmaindustrie zu umweltschädlichen Chemikalienproduzenten geht aber noch weiter.
Unabhängige Teststudien entdeckten wiederholt fortpflanzungsschädigende und gesundheitsschädliche Chemikalien in Medikamenten.[17]
In Aktivistenkreisen wird zudem gemunkelt, die Pharmaindustrie betreibe Massenhandel mit industriellen Chemikalien aus allerlei Industriezweigen, die ihre kontaminierten Abwässer nur allzu gerne an Pharmaunternehmen abtreten. Was aus Gründen des Umweltschutzes nicht in freier Natur entsorgt werden darf, landet damit also unter dem Deckmantel der medikamentösen Therapie in unserem Körper. Und der reagiert auf die pharmazeutische Chemie meist postwendend.

Eines der extremsten Beispiele dafür, wie aggressiv der Chemiecocktail in Arzneimitteln auf den Körper wirkt, sind *Zytostatika*.

---

[17] Quelle: https://www.verbaende.com/news.php?m=36871

Die Anti-Krebsmittel werden in der Chemotherapie eingesetzt, um Krebszellen gezielt zu vergiften.
Leider greifen Zytostatika aber auch gesunde Körperzellen an, weshalb Krebspatienten im Rahmen der Chemotherapie sehr extreme Nebenwirkungen erleiden. Haarausfall, Schleimhautentzündungen, Übelkeit, Erbrechen – der Körper wehrt sich sichtlich gegen die giftigen Chemikalien, weshalb sie auch nur in solch schwerwiegenden Fällen wie einer Krebserkrankung zum Einsatz kommen.

Doch auch „harmlosere" und alltäglichere Medikamente haben das Zeug dazu, Vergiftungen im Körper auszulösen und die Darmgesundheit zu beeinträchtigen.
Breitbandantibiotika stehen beispielsweise nicht nur in der Kritik, weil sie für eine zunehmende Multiresistenz von Infektionskeimen verantwortlich sind. Ebenso sorgen sie für eine Schädigung der Darmflora, die in einigen Fällen mit chronischer Darmentzündung auf die Antibiotikatherapie reagiert.
Antibiotikaassoziierte Kolitis nennt sich diese Entzündungskrankheit und resultiert aus einer massiven Schädigung der Darmflora durch antibiotische Arzneimittel. Denn Antibiotika zerstören nicht nur bakterielle Infektionserreger, sondern auch gutartige Darmbakterien.

Darminfektionen und Schleimhautentzündungen haben dann leichtes Spiel, da der präventive Schutz der Darmflora fehlt.

Schlacken und Zersetzungsgifte

Die Gesamtheit aller Muskelbewegungen des Darms wird gemeinhin als Darmperistaltik beschrieben. Der Begriff der Peristaltik stammt dabei von den griechischen Wörtern *peri* für „herum" und *stellein* für „in Gang bringen" ab.
Demzufolge muss die Motorik der Darmmuskeln erst in Gang gebracht werden, um ihre wichtigste Aufgabe, die Verdauung, störungsfrei erfüllen zu können.
Es ist daher nur logisch, dass mangelnde Bewegung im Alltag zu Beschwerden wie Darmträgheit oder Verstopfung führt.
Durch die ausbleibenden Bewegungsreize verlangsamt sich die Darmperistaltik und kommt im schlimmsten Fall sogar vollständig zum Erliegen.

Auch Stoffwechseltätigkeiten wie die Kalorien- und Fettverbrennung werden durch den Bewegungsmangel gehemmt, weshalb er neben ungesunder Ernährung zu den wichtigsten Ursachen für Übergewicht gehört.

Langfristig kann anhaltender Bewegungsmangel die Verdauungs- und Stoffwechseltätigkeit soweit beeinträchtigen, dass Stoffwechselabbauprodukte, Schlacken und Körpergifte übermäßig lange im Körper verbleiben und so ernste Schäden am Darm und an anderen Organen verursachen.

Der unzureichende Stoffaustausch sorgt nicht nur für Fetteinlagerungen. So wird durch mangelnde Bewegung dauerhaft zum Beispiel der Abtransport von Stoffwechselprodukten in den Gelenken und Knochen behindert, was wiederum Erkrankungen wie *Osteoporose* oder *Arthrose* begünstigt.

Ganz ähnlich sieht es bei Stoffwechselstörungen wie *Diabetes*, *Herz- und Gefäßkrankheiten* aus.
Der gestörte Abtransport von Stoffwechselprodukten kann in diesen Fällen also sogar zu empfindlichen Ungleichgewichten im Insulinhaushalt des Blutes sowie zu Gefäßablagerungen im Rahmen einer *Arteriosklerose* oder *Koronaren Herzkrankheit* beitragen.

Speziell im Bereich des Darms sorgt mangelnde Bewegung oftmals für eine vermehrte Einlagerung sogenannter Zersetzungsgifte.

Hierzu gehören insbesondere toxische Fäulnisprodukte wie

- Putreszin
- Neurin
- Indikan
- oder Cadaverin

Sie entstehen, wenn eiweißreiche Nahrungsmittel (v.a. Fleisch) zu lange im Darm verbleiben und dort zu faulen beginnen.
Der Zersetzungsprozess von kohlenhydratreichen Nahrungsmitteln wie Brot oder Süßspeisen sorgt im Darm wiederum für die Entstehung giftiger Gärstoffe.

Allen voran sind es aggressive Alkohole wie

- Butanol
- Methanol
- und Propanol

die im Zuge des Gärungsprozesses aus dem Darm eine hochtoxische Alkoholbrennerei machen.

Experten sprechen in diesem Zusammenhang auch gerne von der sogenannten *Autointoxikation* (Selbstvergiftung) des Darms[18], die durch giftige Zersetzungsgifte provoziert wird und den Darm nachhaltig schädigen kann.

Abgesehen von einer irreparablen Zersetzung der Darmschleimhaut drohen bei anhaltender Autointoxikation auch chronische Darmerkrankungen, die selbst Darmkrebs nicht ausschließen.

In diesem Zusammenhang seien auch Darmkeime wie

☠ Clostridien,

☠ Escherichia coli

☠ oder Salmonellen

erwähnt, deren toxische Ausscheidungen ähnlich schädliche Wirkung besitzen und dem Darm mit Durchfallerkrankungen, Entzündungen und Verdauungsbeschwerden stark zusetzen können.

******

[18] Quelle: https://www.mayr-kuren.de/selbstvergiftung-des-darms.html

Beeinflussen Emotionen die Darmgesundheit?

Wir Menschen sind emotionale Wesen – das macht das Menschsein aus!
Alles, was wir im Außen mit unseren Sinnesorganen wahrnehmen, erzeugt in uns ein Gefühl – und **Gefühle sind sehr mächtig!**
Sie beeinträchtigen unsere Körperfunktionen genauso wie Krankheitserreger die Ursache für Krankheiten sind, haben großen Einfluss auf unsere Verdauung!

Hierzu ein Beispiel:
Wenn Du Dich in einer Situation befindest, in der Du Angst verspürst und Dein Körper dadurch in Stress gerät, werden – evolutionsbedingt und von der Natur so vorgesehen – vom Körper sämtliche Funktionen, die auf Flucht oder Kampf ausgerichtet sind, gestärkt.
Funktionen, die in diesem Moment nicht zum Überleben wichtig sind – zum Beispiel die Verdauung – werden lahmgelegt.

Zwar müssen wir uns heute nicht mehr wie unsere Urahnen früher ständig davor fürchten, vom Säbelzahntiger überrascht und gefressen zu werden, jedoch befinden sich in unserer heutigen Gesellschaft viele Menschen ständig im Stress.

Es bleibt oft kaum Zeit, sich bewusst und achtsam zu ernähren, geschweige denn sich mit seinen Emotionen auseinanderzusetzen und sie zu verarbeiten.
Dieses „Stresslevel“ ist zwar ein anderes als es unsere Vorfahren hatten, aber es hat ganz gravierende Auswirkungen auf unseren Körper bzw. die Körperfunktionen.

Viele Menschen denken, dass der tägliche Stress und die Hektik heutzutage „normal“ seien – das sind sie aber nicht!
Wir sterben heute nicht mehr an Altersschwäche, sondern der Stress ist ein ganz maßgeblicher Faktor für chronische Entzündungen, Herzinfarkte etc. und somit der Nr.1-Killer im 21. Jahrhundert!

Jedoch:
Es ist die eigene, ganz aktiv zu treffende Entscheidung eines jeden Einzelnen, sich von wem oder was auch immer stressen zu lassen oder eben nicht!
Es ist die eigene Entscheidung, sich ganz gezielt Zeit für Entspannung zu nehmen, qualitativ hochwertige Zeit allein oder mit der Familie zu verbringen, Zeit für Dinge, die Freude bereiten und das Leben auf schöne Art und Weise bereichern.

Alle Eindrücke, die wir mit unseren Sinnesorganen wahrnehmen, sind „geistige Nahrung“, die auch verdaut werden will und genau das ist der Grund, wieso wir uns vor allem auch unseren negativen Emotionen immer stellen sollten.
Tun wir das nicht und verdrängen stattdessen Konflikte, Sorgen und Ängste und lösen diese nicht, lassen wir Emotionen nicht zu bzw. wollen wir diese nicht fühlen, sind sie ja deshalb nicht tatsächlich „weg“, sondern unser Körper speichert sie einfach im Gewebe und unseren Organen ab.
Und über kurz oder lang kommen sie dann als Symptome oder gar als Krankheit wieder zum Vorschein.
Das ist die „**Sprache unserer Seele!**“

Denn wir haben nicht nur ein „körperliches Verdauungssystem“, das die Nährstoffe aus der Nahrung filtert und uns damit versorgt, sondern auch ein „emotionales Verdauungssystem“, mit dem wir alles, was wir wahrnehmen, eben auch „verdauen“ – ob nun positiv oder negativ.

Hast Du nicht auch schon mal gesagt *„Das liegt mir schwer im Magen!“*, wenn Du Probleme oder Sorgen hattest?
Oder *„Das muss ich erst mal verdauen!“*, wenn Dich etwas mental ziemlich getroffen hat?

Wenn Du zum Beispiel mit einem negativen Gefühl oder schlechten Gewissen isst, weil Du vielleicht gerade ja eigentlich abnehmen und Dich doch gesund ernähren willst, aber wieder mal dem Schokoriegel o.ä. nicht widerstehen kannst oder Du ärgerst Dich über den Chef, eine Kollegin oder irgendwelche andere Dinge, verursacht das im Körper Stress und dieser verhindert, dass Du diese Mahlzeit zu 100% verdauen kannst, es entstehen Rückstände.
Du isst dieses negative Gefühl in diesem Moment buchstäblich mit, schluckst es mit hinunter – mit negativen Folgen für Deine Verdauung.

Versuche daher stets, Deine Mahlzeiten mit einem positiven Gefühl zu genießen und jeden Bissen gut zu kauen. Widme Deine Aufmerksamkeit Deiner Mahlzeit, schmecke, rieche .... achte dabei auf Deine Sinneswahrnehmungen.
Das mag sich jetzt im ersten Moment vielleicht etwas seltsam für Dich anhören und bedarf unter Umständen ein bisschen Übung, aber ich versichere Dir: Es lohnt sich!

Wenn durch negative und belastende Emotionen die Verdauungsfunktion beeinträchtigt oder gar lahmgelegt wird (Verstopfung), wird damit gleichzeitig auch das Immunsystem geschwächt, denn die emotionale Ebene im Außen hat direkten Einfluss auf die biologische Ebene im Inneren.

Grundlage für die körperliche als auch mentale Gesundheit sind deshalb ein starkes Immunsystem und eine gesunde Darmflora.
Beides ist wiederum davon abhängig, wie wir mit unseren Emotionen umgehen, wie achtsam wir mit unserem Körper sind, wie wir uns ernähren.
Das eine bedingt das andere.

Toxischer Stress für den Darm

Das Sprichwort *„Mir wird ganz flau im Magen"* sagt es bereits:
Unser Verdauungstrakt ist – wie Du inzwischen weißt - ein hochsensibler Detektor für unangenehme Situationen.
Das gilt nicht nur für den Magen, sondern auch für den Darm, der ähnlich empfindlich auf Stressbelastung reagiert.

Sei es Termindruck, Nervosität oder seelische Belastung, der Darm meldet sich bei entsprechenden Situationen meist sehr schnell mit Beschwerden wie

☹ Bauchschmerzen
☹ Blähungen
☹ Verstopfung oder Durchfall

zu Wort.

Grund dafür ist das komplexe Geflecht aus Darmnerven, das unsere Verdauung steuert und Irritationen aufsaugt wie ein Schwamm.
Hält der Stress dauerhaft an, können sich hieraus sogar chronische Darmerkrankungen wie das Reizdarmsyndrom entwickeln.[19]
Mehr noch, es wird auch die Sekretion im Darm stressbedingt nachhaltig beeinträchtigt.
Bei der Beurteilung negativer Auswirkungen von Stress auf den Körper, muss man aber zunächst zwischen zwei Stressarten unterscheiden:

☹ **Distress** (negativer Stress):
Als negativer und damit toxischer Stress für den Körper gilt der sogenannte Distress.
Die von der griechischen Vorsilbe *dys* für „miss-" oder „schlecht" abgeleitete Stressform tritt immer dann auf, wenn wir uns mit einer Situation konfrontiert sehen, die uns Unwohlsein bereitet, unangenehm unter Druck setzt oder hoffnungslos erscheint.
Von negativen Gedanken und ungelösten Problemsituationen über Termindruck bis hin zu drohendem Misserfolg oder Versagensangst kommen für Distress zahlreiche Auslöser in Betracht.
Ihnen gemeinsam ist jedoch die ungesunde Wirkung auf bestimmte Körperfunktionen.

---

[19] Quelle: https://www.apotheken-umschau.de/mein-koerper/darm/verdauung-stoerfaktor-stress-719349.html

☺ **Eustress** (positiver Stress):

Von der griechischen Vorsilbe *eu* für „wohl" oder „gut" abgeleitet, bezeichnet Eustress einen Stresszustand, der sich positiv auf den Körper auswirkt.

Das können ganz banale Alltagssituationen wie etwa die Vorfreude auf einen feierlichen Anlass, die Euphorie während einem Spiel oder auch die erhöhte Geschwindigkeit beim Autofahren sein.

Eustress sorgt hier für Leistungssteigerung, erhöhte Konzentration und verbessert im Allgemeinen die psychische wie physische Funktionsfähigkeit des Körpers.

Ganz interessant hierzu ist auch eine Studie der University of Southern California von 2019: [20]

Während dauerhafter bzw. chronischer Stress Entzündungen und Symptome einer Darmentzündung begünstigt und deshalb unbedingt vermieden werden sollte, trainieren kurzzeitige sogenannte „gezielte Stressoren" die Widerstandsfähigkeit des Körpers.

[20] Quelle: https://de.wikipedia.org/wiki/Scheinfasten-Di%C3%A4t

In der Studie wurde festgestellt, dass sich eine zeitweise fastennachahmende Ernährung (*Scheinfasten-Diät über fünf Tage*) mit relativ geringen Kalorienmengen positiv auf eine chronisch-entzündliche Darmerkrankung (CED) auswirken kann.
Sollte Dich dieses Thema näher interessieren, empfehle ich hierzu entsprechende Fachliteratur von ***Valter Longo***, der diese Studie leitete.

Solche „Auszeiten vom Essen“ kann der Körper nutzen, um beschädigte Zellen auszusortieren und zu erneuern bzw. Giftstoffe zu entsorgen und abzutransportieren.
Da dem Organismus in dieser Zeit kaum oder keine Nahrung zur Verfügung steht, fängt er an, den zellulären Unrat als Brennstoff und Baumaterial zu nutzen.
Dieser Vorgang nennt sich ***Autophagie*** und ist quasi ein körpereigenes Recyclingsystem.

Kalte Duschen oder Atemübungen zählen ebenfalls zu den gezielten Stressoren, wirken entzündungshemmend und stärken das Immunsystem.
Wichtig bei der Anwendung der gezielten Stressoren ist, dass man sie nicht während akuter Krankheitsschübe, wie sie zum Beispiel bei Morbus Crohn oder Colitis Ulcerosa auftreten, durchführt!

Wie die Psyche unsere Darmgesundheit mitbestimmt

Der Psycho-Neuro-Immunologie, in welcher das Zusammenspiel zwischen Psyche und Körper untersucht und erforscht wird, kommt in den letzten Jahren immer mehr an Bedeutung zu.
Die weiter vorne im Buch bereits erwähnte sogenannte „***Body-Mind-Connection***“ ist inzwischen wissenschaftlich belegt.
Negative Gedanken und Gefühle wirken sich ganz gravierend auf Krankheitsverläufe aus.
Besonders auffallend ist dabei, dass sich die Ursachen für stressbedingte Darmbeschwerden eben gerade und vor allem in unserer Psyche abspielen.
Negative Gedankenmuster führen zu negativem Stress, der sich wiederum in Funktionsstörungen des Darms äußerst.

Dabei sind Verdauungsbeschwerden längst nicht die einzige Folge einer negativen Stressbelastung. Ebenso denkbar sind systemische und damit körperweite Fehlregulationen, die im Darm ihren Anfang nehmen.

Bei den gesundheitlichen Folgen für den Darm unter Stress ist insbesondere die darmeigene Sekretion betroffen.

Sowohl Verdauungsenzyme als auch die Sekretion von Speichel und Schleim leiden extrem durch anhaltende Stressbelastung.
Das Ergebnis ist unter anderem eine geschwächte Magen- und Darmschleimhaut, die infolge schlechter vor aggressiver Magensäure geschützt ist.

Damit steigt das Risiko einer Perforation der Darmwände (*Leaky Gut Syndrom*) drastisch, was wiederum chronische Darmentzündungen wie *Morbus Crohn* oder *Colitis ulcerosa* begünstigt und dazu auch Stoffwechselerkrankungen wie *Diabetes mellitus* und sogar *Darmkrebs* fördern kann.

Darüber hinaus bewies eine neuere Studie, dass Stress die Darmbesiedelung mit schleimhautschützenden Darmbakterien wie *Laktobazillen* oder *Bifidobakterien* der Darmflora signifikant reduziert, wohingegen sich riskante Bakterienstämme wie *Escherichia coli* stressbedingt deutlich aggressiver ausbreiten.[21]

Stress bedeutet für den Darm deshalb ein erhöhtes Entzündungs- und Infektionsrisiko.

---

[21] Quelle: https://gesundheitsverband.net/stress-cortisol-stoffwechsel/folgen-von-kaltem-dauerstress/dauerstress-macht-den-darm-krank

Eine echte Gefahr also für unser Immunsystem, dessen Abwehrmechanismen eine nicht unbedeutende Anzahl an wichtigen Schnittstellen im Darm aufweisen.

Ein weiterer Sekretionsmechanismus, der unter Stress gerne verrücktspielt, ist der Hormonhaushalt.
Stresshormone wie *Cortisol*, die eigentlich nur im Rahmen eines Entzündungsgeschehens in Erscheinung treten, werden in entsprechenden Stresssituationen vermehrt ausgeschüttet. Hält der Stress länger an, erschöpft sich die Cortisol-Produktion an einem gewissen Punkt, sodass dem Körper im Falle einer tatsächlichen Entzündung nicht mehr genügend Cortisol zur Verfügung steht.
In Kombination mit einem stressbedingt erhöhten Entzündungsrisiko durch eine geschwächte Darmflora sind Darmentzündungen durch Stress so praktisch vorprogrammiert.

Das Schlimme daran:
Stressbedingte Entzündungen werden oft gar nicht bemerkt – man spricht deshalb von einer „*Silent Inflammation*“ (stille Inflammation).
Grund dafür ist, dass es an den klassischen Entzündungszeichen wie Schmerzen, Rötungen, Fieber und Schwellungen fehlt.

Auch bei einer Darmspiegelung bleiben sie häufig unentdeckt mit der Folge, dass die daraus entstehenden unerwünschten körperlichen Veränderungen unter Umständen lange Zeit unbehandelt bleiben. Sie können ungehindert voranschreiten, bis es letztlich dann doch irgendwann zu massiven (Bauch-)Schmerzen und Krämpfen kommt.

Diese krampfartigen Schmerzen lassen Betroffene zunächst oft an Nahrungsmittelunverträglichkeiten denken, weil sie vermehrt nach Reizungen der Darmwände durch Nahrungsmittelsäuren entstehen.
Tatsächlich handelt es sich hierbei jedoch um ein **stressbedingtes Reizdarmsyndrom** mit mehr oder weniger stark fortgeschrittenem Entzündungsgeschehen.

Die hormonellen Störungen unter Beteiligung des Darms bei anhaltendem Stress sind damit aber noch nicht abgedeckt.

Zahlreiche Hormone, zum Beispiel das Glückshormon *Serotonin* oder das Schlafhormon *Melatonin*, werden im Darm generiert, wobei ein ausgeglichener Hormonhaushalt für eine ausreichende Hormonsekretion wichtig ist.

Die stressbedingt erhöhte Ausschüttung von *Cortisol* hemmt in diesem Zusammenhang die Produktion von *Serotonin* und *Melatonin* entschieden, weshalb stressgeplagte Menschen meist auch unter

☹ Depressionen,
☹ Erschöpfung,
☹ Panikattacken,
☹ Konzentrations- und Schlafstörungen

leiden.

Davon abgesehen reguliert Cortisol auch das Immunsystem sowie die Herz- und Stoffwechselfunktion, weshalb bei Dauerstress körperweite Beschwerden zu erwarten sind.

Nicht nur dem Darm zuliebe - toxischen Stress gezielt vermeiden

Zur Stressvermeidung gibt es zahlreiche Strategien, wobei ein nicht geringer Anteil an Maßnahmen unsere psychische Gesundheit direkt betrifft.

An erster Stelle steht dabei natürlich eine stressfreie Alltagsplanung.

Auf einen überfüllten Terminplan ist ebenso zu verzichten, wie auf mangelnde Schlafhygiene und stressreiche Aktivitäten ohne ausreichende Ruhephasen.

Der Gesetzgeber macht hierzu beispielsweise sogar klare Vorschriften zur Ruhezeit zwischen einzelnen Arbeitstagen:

Demnach müssen laut § 5 Arbeitszeitgesetz (ArbZG) zwischen dem Ende einer täglichen Arbeitszeit und der Wiederaufnahme der beruflichen Tätigkeit mindestens 11 Stunden Ruhezeit zur privaten Regenration und Erholung liegen.[22]
Bei einer Arbeitszeit von sechs bis neun Stunden sind für Beschäftigte des Weiteren Ruhepausen von insgesamt 30 Minuten, bei Arbeitszeiten von über neun Stunden 45 Minuten zu gewährleisten.
Die gesetzliche Regelung zeigt auf, dass selbst dem Gesetzgeber die gesundheitliche Gefahr andauernder Stressbelastung im Berufsleben bewusst ist.

Und auch im Privaten ist Stressvermeidung durch regelmäßige Erholungsphasen notwendig.

[22] Quelle: https://www.bmas.de/DE/Arbeit/Arbeitsrecht/arbeitsrecht.html

Es ist sehr wichtig, sich selbst zwischendurch immer wieder Momente der Ruhe und Entschleunigung einzuräumen, um wieder „ganz bei sich selbst anzukommen“, einfach die Gedanken fließen zu lassen, tief durchzuatmen und bewusst im Hier und Jetzt zu sein.
Denn nur so wird es möglich, den Dingen mit Gelassenheit und Geduld zu begegnen und sich auf das Wesentliche im Leben zu konzentrieren.

Diese „Auszeiten“ sehen für jeden Menschen natürlich anders aus und sind sehr individuell:

☺ Spazierengehen im Wald
☺ Gartenarbeit und Pflanzenkultur
☺ Auspowern beim Sport
☺ Meditation mit ruhiger Musik und Yoga
☺ eine Tasse Tee
☺ ein gutes Buch lesen oder selbst schreiben
☺ leckere Kochsessions in der Küche
☺ Stressabbau durch Kreativarbeit wie Basteln oder Zeichnen
☺ Kulturangebote u.v.m.

Es gibt hunderte schöne Ideen, um in der Freizeit zu entspannen.
Gemeinsam ist diesen Aktivitäten, dass sie eine gewisse Selbstkenntnis voraussetzen.
Woraus schöpfst Du Energie und Kraft?
Was ist Dein Ruhepol?

Man muss wissen, was einem Spaß macht, um Stress erfolgreich abzubauen und langfristig auch zu vermeiden.
Die erfreuliche Ablenkung schafft eine neue Priorität im Alltag, die als direkter Ausgleich zum Alltagsstress dient.
Die zeitliche Tagesplanung erfährt so eine neue Komponente, die bewusst mit eingeplant werden und in Relation zu anderen Aktivitäten gebracht werden muss.
Ein ideales Training zum Abwägen stressfreier und stressreicher Tagespunkten, die uns hervorragend für das Stresspotenzial verschiedener Alltagsereignisse sensibilisiert.

Die Ausübung dieser persönlichen Leidenschaften lehrt einen zugleich auch noch eine weitere wichtige Fähigkeit zur Stressvermeidung:

Selbstliebe!

Das mag nun sonderbar klingen, ist es aber ganz und gar nicht.
Viel Stress und damit auch Darmbeschwerden ließen sich nämlich ganz einfach vermeiden, wenn Menschen öfter auf ihren Körper hören und sich mehr auf das konzentrieren würden, was ihnen guttut.

******

Selbstliebe als aktiver Beitrag zur Darmgesundheit

Die Kunst, sich selbst zu lieben und folglich negative Auswirkungen auf die eigene Gesundheit abzuwenden, ist keine einfache.
Im Grunde ist es ein lebenslanger Lernprozess, der die Selbstwahrnehmung für die Bedürfnisse des Körpers und der Psyche sensibilisiert.

Wenn Du an die Ursache von Leid und Krankheit kommen willst, wirst Du an dem Thema SELBSTLIEBE nicht vorbei kommen.

An erster Stelle sollten immer Deine eigenen Bedürfnisse stehen!
Du allein trägst die Verantwortung dafür, dass diese erfüllt werden.
Und nein - das ist nicht egoistisch, sondern notwendig!!! ☺

Aktive Selbstliebe kann hierbei hin und wieder auch bedeuten, dass man mal alle Viere gerade sein lässt und einen gemütlichen Tag zuhause verbringt, anstatt sich ins Getümmel zu stürzen.

Es kann bedeuten, sich öfter mal selbst Komplimente zu machen und selbst zu bestätigen – vor dem Spiegel, in angespannten Situationen oder einfach nur so als rituelle Motivation vor dem Start in einen neuen Tag.
Das Anti-Stress-Potenzial dieser „positive Affirmations“ wird oft unterschätzt.
Bedenkt man aber, wie häufig es unterbewusste Selbstzweifel und Probleme mit dem eigenen Selbstwertgefühl sind, die psychischen Stress erst ins Rollen bringen, sind tägliche Akte der Selbstliebe eigentlich optionslos.
Das umso mehr in einer Zeit, in der uns Medien, Modetrends und Marketing-Agenturen täglich zu diktieren versuchen, wie wir zu sein haben.

Ein weiterer positiver Effekt der aktiven Selbstliebe ist, dass wir lernen, Grenzen zu setzen.
Wir hören auf, es anderen ständig recht-machen zu wollen und legen stattdessen mehr Wert auf unsere eigenen Bedürfnisse.

Self-Pleasing statt *People-Pleasing* lautet die Zauberformel und sie kann weitreichende Auswirkungen auf unseren Umgang mit Stress haben. Denn jemand, dem das eigene Wohl am Herzen liegt, wägt sorgfältig ab, welche Alltagsaktivitäten negative Auswirkungen auf die eigene Gesundheit haben könnten.

Sei es nun eine ungesunde Ernährung, eine stressreiche Alltagsplanung oder ein schädliches Denkmuster, das einen in Sorgen, Zweifel und Ängste stürzt – wer sich selbst liebt, ist immer darauf bedacht, entsprechende Negativeinflüsse so gut wie möglich auszuschließen.
Das kommt nicht nur dem Darm zugute, sondern auch der Psyche.

Apropos psychische Gesundheit:

Wer unter schweren seelischen Belastungen leidet, dem kann bewusstes Training zur Selbstliebe auch bei der Trauma-Bewältigung helfen.
Viele Betroffene neigen nämlich dazu, ihre traumatischen Erlebnisse und psychischen Probleme unter den Tisch zu kehren und so lange zu ignorieren, bis der psychische Druck unerträglich wird.
Dann ist es meist schon zu spät und die toxische Stressbelastung, die durch ungelöste seelische Belastung entsteht, lässt sich kaum noch ohne Medikamente oder zeitintensive Kur-Aufenthalte beheben.
Besser ist es da doch, die Warnsignale des Körpers frühzeitig ernst zu nehmen und freiwillig zu handeln, bevor ein ernstes Gesundheitsproblem einen dazu zwingt.

Psychotherapeutische Maßnahmen zur Trauma- und Stressbewältigung müssen nicht zwingend aus der Einnahme von Antidepressiva und anderen Psychopharmaka bestehen, die leider dann auch wieder unseren Körper – vor allem die Entgiftungsorgane wie Leber und Niere – stark belasten.
Oftmals reicht schon eine professionelle Gesprächstherapie, den Dingen auf den Grund zu gehen und Konfliktsituationen zu lösen.

In Kombination mit Entspannungsangeboten wie Yoga (in meinem 1. Buch findest Du hierzu effektive und nachhaltige Übungen zum Download), Feng Shui oder Meditation finden so viele Patienten ganz ohne Medikamente wieder zur inneren Ruhe und Harmonie.

Ergänzend dazu hilft eine ausgewogene Ernährung dabei, ein besseres Gespür für die Bedürfnisse des Körpers zu bekommen und ihn gezielt mit dem zu versorgen, was Leib und Seele gesund hält.
Nährstoffmangel und qualitativ minderwertige Nahrung beeinträchtigen unsere psychische Gesundheit sehr stark und können uns durchaus Antriebslosigkeit, schlechte Laune und Tristes bescheren.

******

Beeinflusst die Nahrung unser Bewusstsein?

Wer kennt sie nicht, die Müdigkeit und Trägheit, die sich oft nach üppigen Mahlzeiten – vor allem, wenn diese einen großen Anteil an gekochter Nahrung enthalten – breit macht?

Das liegt daran, dass der Energieaufwand zur Verdauung solcher Mahlzeiten für den Magen-Darm-Trakt sehr hoch ist, während die Menge an Nährstoffen, die unserem Körper aus diesem Essen aufgrund des (Ver-)Kochens der Nahrung zur Verfügung steht, geringer ist.
Kein Wunder also, dass unser Gehirn sich nach einer solchen Mahlzeit zeitweise „verabschiedet" (Stichwort: „Mittagsloch") und nicht mehr die volle Leistung erbringt, denn schließlich wird die ganze Energie nun benötigt, um das Essen zu verdauen.

Besser ist es deshalb, die Mahlzeiten so zu gestalten, dass sie einen hohen Anteil an frischer, pflanzlicher Kost enthalten, die unseren Körper mit Vital- und Nährstoffen versorgt und bei welcher der Magen-Darm-Trakt nicht so viel Energie verbraucht, um sie zu verdauen.

Wenn man sich bewusst macht, dass aus der Nahrung, die wir zu uns nehmen, Körperzellen gebildet werden und dann darüber nachdenkt, wie viele unserer Lebensmittel zwischenzeitlich industriell verarbeitet und mit irgendwelchen chemischen Zusätzen und/oder Geschmacksverstärkern etc. versehen werden, bekommt der Spruch *„Du bist, was Du isst!“* doch gleich eine ganz andere Bedeutung.

Alles, was unser Darm verdauen kann, ernährt uns.
Doch alles, was er nicht verdaut, bleibt als Rückstand in unserem Darm – eben durchaus auch als gespeicherte Emotion! Und diese beeinflusst wiederum sowohl unseren Körper wie auch unseren Geist bzw. unser Bewusstsein.

Es liegt im Verantwortungsbereich eines jeden Einzelnen, seine Nahrung so auszuwählen, dass sie dem Körper Nährstoffe und Energie spendet und sie ihm nicht entziehen.
Zu bevorzugen sind deshalb nach Möglichkeit als Basis der Ernährung biologische Lebensmittel, viel Gemüse und Obst, im besten Fall aus regionalem Anbau, statt Fertiggerichten und industriell ver- bzw. bearbeiteten Lebensmitteln mit einer Vielzahl von Zusätzen wie Zucker, Süß-, Farb- und Konservierungsstoffen, künstlichen Aromen und Geschmacksverstärkern.

Man könnte auch kurz gefasst sagen:
„Reduziere nach Möglichkeit den Konsum von Nahrungsmitteln, auf denen ein Etikett klebt!“

An dieser Stelle möchte ich noch einen Schritt weiter gehen:

Alles um uns herum ist in irgendeiner Form „Energie“ .... auch die Gedanken und Gefühle und die haben – wie wir ja wissen - sehr großen Einfluss auf unser Wohlbefinden und somit auch auf unseren Darm.

Doch nicht nur wir Menschen haben Gefühle, sondern bekanntermaßen auch die Tiere.
Wenn man nun darüber nachdenkt, was ein Tier wohl im Schlachthof fühlt, wenn es darauf wartet, getötet zu werden, um sich herum die ängstlichen Schreie seiner Artgenossen hört oder gar zusieht, wie diese vor ihm an die Reihe kommen, kann man sich vermutlich vorstellen, dass dieses Tier eine hohe Menge an Stresshormonen ausschüttet in seiner Todesangst.
Und diese Stresshormone befinden sich dann in dem Fleisch, das wir essen!
Wir nehmen so das ganze Leid und die Verzweiflung dieser Tiere mit in uns auf.

Selbst wenn diese Tiere aus einer „artgerechten“ Haltung kommen und vor ihrem Tod ein schönes und „glückliches“ Leben auf der Weide gehabt haben sollten, ändert es nichts an der Tatsache, dass sie sehr wohl deutlich spüren, wenn sie zur Schlachtbank geführt werden .... in diesem Moment ist die Todesangst die gleiche wie bei den Tieren, die aus einer Massentierhaltung kommen.

Selbstverständlich möchte ich hier jetzt niemand „bekehren“, sich künftig nur noch vegan oder vegetarisch zu ernähren, aber vielleicht denkt nun der/die ein oder andere doch darüber nach, ob wirklich jeden Tag ein Stück Fleisch oder Wurst auf dem Teller liegen muss, oder ob nicht der Fleischkonsum wenigstens etwas reduziert werden kann.

Dazu sein angemerkt, dass auch unsere Vorfahren nicht jeden Tag Fleisch zur Verfügung hatten, sondern sich dieses meist recht mühsam erjagen mussten, was viel Bewegung, einen enormen Kraftaufwand und Gefahr für sie bedeutete, sofern sie nicht zufällig irgendwo ein verendetes Tier fanden und das Aas vertilgten oder mit Insekten und Maden vorliebnahmen.
Ihre Nahrung bestand deshalb zu einem großen Teil auch aus Beeren, Wurzeln, Eiern, Nüssen, Pilzen, Honig etc.

Noch eine weitere kleine Anmerkung:
Schau‘ Dir mal das menschliche Gebiss an …. es hat keine Reißzähne wie das Gebiss der „reinen Fleischfresser“. ;-)

******

Bauchmassage – eine Wohltat für den Darm

Sehr empfehlen kann ich im Zusammenhang mit dem Thema „Selbstliebe“ auch eine Bauchmassage.

Mit ihr kannst Du Deinen Darm passiv bewegen und sie aktiviert nicht nur das Verdauungssystem, sondern unterstützt den Darm bei der Reinigung und Entgiftung, fördert die Entsäuerung des Körpers und ist sogar auch noch hilfreich bei der Gewichtsabnahme.

Wenn Du die Bauchmassage regelmäßig durchführst – am besten noch vor dem Aufstehen morgens und nach dem Zubettgehen abends jeweils ca. 10 bis 15 Minuten, je nachdem, wie lange Du Zeit hast – kannst Du Bauchschmerzen, Verstopfungen und Blähungen minimieren bzw. ihnen vorbeugen.

Hierzu gehst Du wie folgt vor:

Schritt 1
Nimm‘ eine angenehme und entspannte Körperhaltung ein, indem Du Dich flach auf den Rücken legst und schließe Deine Augen.

Schritt 2
Lege nun Deine rechte Hand oberhalb Deines Bauchnabels auf Deinen Bauch und atme ein paar Mal tief ein und wieder aus.
Konzentriere Dich dabei ganz auf Deinen Bauch, atme tief in ihn hinein, lass‘ ihn ganz locker.

Schritt 3
Beginne dann mit der rechten Hand von oben (Magen) nach unten mit ganz leichtem Druck – so wie es sich für Dich gut anfühlt – bis zu Deinem Bauchnabel zu streichen und nehme, wenn Du dort angelangt bist, die linke Hand dazu und streiche nun mit beiden Händen abwechselnd von oben nach unten.
Atme dabei weiter tief ein und aus.

Schritt 4
Nach ca. 2 Minuten lege Deine Hände wie ein Dreieck um Deinen Bauchnabel.
Während die linke Hand ruhig liegen bleibt, bewege Deine rechte Hand in kleinen Kreisen <u>entgegen</u> dem Uhrzeigersinn über Deine rechte Bauchseite.

Schritt 5
Nach ca. 1 Minute wechselst Du die Seite. Die rechte Hand bleibt jetzt ruhig auf dem Bauch liegen und Du massierst mit der linken Hand <u>im</u> Uhrzeigersinn Deine linke Bauchseite für eine weitere Minute.

Auch hierbei atmest Du immer weiter tief ein und aus.

Schritt 6

Als nächstes massierst Du Deinen Bauch mit beiden Händen gleichzeitig wie in Schritt 4 und 5 beschrieben für ca. 1 bis 2 Minuten.
Mit der rechten Hand entgegen dem Uhrzeigersinn, mit der linken Hand mit dem Uhrzeigersinn.

Schritt 7

Lege nun die rechte Hand oberhalb Deines Bauchnabels hin und kreise entgegen dem Uhrzeigersinn für eine weitere Minute.
Die linke Hand bleibt währenddessen unterhalb des Bauchnabels liegen.

Schritt 8:

Wechsle nun – die rechte Hand bleibt ruhig liegen, die linke Hand kreist mit dem Uhrzeigersinn unterhalb des Bauchnabels für ca. eine weitere Minute.

Schritt 9:

Als nächstes massierst Du Deinen Bauch mit beiden Händen gleichzeitig wie in Schritt 7 und 8 beschrieben für ca. 1 bis 2 Minuten.
Mit der rechten Hand entgegen dem Uhrzeigersinn, mit der linken Hand mit dem Uhrzeigersinn.

Schritt 10
Bleibe zum Schluss noch einen Moment mit geschlossenen Augen liegen und atme noch ein paar Mal ganz tief ein und wieder aus.

Anfangs braucht eventuell ein bisschen Übung bei der Koordination der Hände, aber das wirst Du sehr schnell heraus haben.

Der größte Effekt dabei wird durch die Berührung an sich erzielt, denn wenn Du Deinen eigenen Körper wertschätzend und liebevoll berührst, entfaltet das die größte heilende Wirkung!

Unterstützend kannst Du bei der Bauchmassage auch ätherische Öle verwenden wie z.B. Fenchel- oder Lavendelöl.

******

Ätherische Öle / Räuchern

Eine weitere Möglichkeit, Dir selbst etwas Gutes zu tun, toxischen Stress zu minimieren, Deine Emotionen gezielt positiv zu beeinflussen und zu entspannen ist die Verwendung von ätherischen Ölen und das Räuchern mit Kräutern, Blüten, Harzen etc. – sofern Du das magst.

Keine Sorge, ich will hier jetzt keinesfalls in die „Esoterik-Ecke“ abdriften, sondern es ist wissenschaftlich erwiesen:
Ätherische Öle und Düfte nehmen Einfluss auf unser „emotionales Kontrollzentrum“ im Gehirn – das sogenannte „limbische System“ (*Amygdala*).

Dieses Wissen wird von der Wirtschaft schon seit Jahren genutzt, um zum Beispiel Verkaufsräume gezielt zu beduften, damit sich die Kunden „entspannen“, länger verweilen und um sie in ihrer Kaufentscheidung zu beeinflussen.
Arbeitsplätze werden beduftet, um die Produktivität der Mitarbeiter zu steigern, Hotelzimmer bekommen den Duft „sauberes Zimmer“ und in Konferenzräumen werden Vertragspartner durch gezielt ausgewählte Düfte kompromissbereit gestimmt.

So gut wie alle Nahrungsmittel sind mit künstlichen Aromen versetzt und das alles hat Potenzial, Nebenwirkungen hervorzurufen wie Müdigkeit, Kopfschmerzen, gereizte Schleimhäute bis hin zu Allergien und chronischen Erkrankungen.
Überall werden wir diesem „Duftmarketing" ausgesetzt, sehr gut beschrieben in dem Buch *„Der Duft-Code – Wie die Industrie unsere Sinne manipuliert"*. [23]

Das ist die eine Seite der Düfte und was viele vermutlich eher negativ bewerten in Anbetracht des eben Geschilderten kann andererseits durchaus positiv sein:

Schon unsere Vorfahren wussten um die heilende Wirkung von Düften und daran können wir uns wieder erinnern, wenn es um Stressminimierung und körperliche Entspannung geht.

Stress ist für unseren Körper nicht nur ein Nährstoffräuber, sondern wirkt sich auch sehr negativ auf unseren Darm aus, wie Du in den vorherigen Kapiteln lesen konntest.

---

[23] Quelle: https://www.amazon.de/Duft-Code-Industrie-unsere-Sinne-manipuliert-ebook/dp/B005X7JDB2

Dem kann mit ätherischen Ölen und Räucherdüften entgegen gewirkt werden, denn sie harmonisieren und entspannen den gesamten Körper, bringen Balance in die Stoffwechselvorgänge und die Körperzellen, das Immunsystem kann so wieder optimal arbeiten.

Die wohlriechenden Düfte setzen in unserem Gehirn Glückshormone frei, die Selbstheilungskräfte werden aktiviert und die Energien können wieder fließen.
Die Nerven werden beruhigt, die Drüsentätigkeit stimuliert und das hat wiederum Einfluss auf das Hormonsystem und zahlreiche Botenstoffe, die den Stoffwechsel steuern.

Hier ein kurzer Überblick über ätherische Öle und Räucherwerk (ohne Anspruch auf Vollständigkeit der Aufzählung), die sich sehr gut eignen zur Entspannung, Beruhigung, zur Bauchmassage, für guten Schlaf, positive Energie und Heilung.

Bitte zuvor aber unbedingt die jeweilige Gebrauchsanweisung/Packungsbeilage und die Anwendungshinweise lesen – nicht alles ist gleich gut für jede/n geeignet!!!

Öle

- Lavendelöl
- Lemongrasöl
- Orangenblütenöl
- Fichtennadelöl
- Rosenblütenöl
- Fenchelöl
- Kümmelöl

Räucherwerk

- Lavendelblüten
- Rosenblüten
- Kamillenblüten
- Melisse
- Süßgras
- Sandelholz
- Zirbenholz-/nadeln
- Tannen-/Kiefernnadeln
- Tannen-/Kiefernharz
- u.v.m.

Öle – ein paar Tropfen davon, zum Beispiel aus Lavendel oder Rosenblüten - kannst Du neben der Verwendung während einer Massage auch in einer Duftlampe verdampfen lassen.
Das (getrocknete) Räucherwerk wird entweder auf einem Stövchen mit einem Sieb als Auflage zum Glimmen gebracht und entfaltet so seinen feinen Duft oder nutzt man dazu eine feuerfeste Schale, Sand und Räucherkohle.

Wenn Dich dieses Thema näher interessiert, empfehle ich Dir weitere Informationen auf diversen Internetseiten oder entsprechende Fachliteratur.

Ganz wichtig ist, dass Du hier **biologisch reines Öl und Räucherwerk** nimmst, frei von künstlichen Zusätzen und Farbstoffen!

Tipp:

Wie wäre es, wenn Du bei einem Spaziergang selbst Kräuter und Blüten zum Räuchern oder für das Herstellen von Ölen sammelst?
Dann hast Du zum einen die Gewissheit, dass keine Zusatzstoffe oder künstliche Aromen enthalten sind, sondern alles reine Natur ist und zum anderen bewegst Du Dich an der frischen Luft, was Dir wiederum Dein gesamter Körper und vor allem auch Dein Darm danken wird, denn ein Spaziergang regt die Verdauung an.

Es versteht sich von selbst, dass die Kräuter und Blüten weitab von Abgasen und stark befahrenen Straßen, Wegrändern mit Hinterlassenschaften von Hunden oder Wiesen und Feldern, die mit Gülle oder Spritzmitteln verunreinigt wurden, gesammelt werden sollten!

Im Wald oder am Waldrand profitiert Dein Körper beim tiefen Einatmen von den sogenannten *Terpenen*.
Stichwort hierzu: **Waldbaden.**

Ich persönlich nutze sehr gern das Räucherwerk von ***Lab.danum*** – einer Räuchermanufaktur in Süddeutschland, genauer gesagt in Magstadt bei Stuttgart.
Dort erhält man beste, naturreine Qualität und kann auch Räucher-Kurse besuchen, die ich extrem spannend und sehr informativ finde.
Hier der Link zur Internetseite:

www.labdanum.de

******

„Altlasten“ im Darm

Wusstest Du, dass sich teilweise über Jahre Speise- und Kotreste im Darm ansammeln können?

Diese verbleiben da aufgrund unzureichender Verdauung, verfestigen sich und verkrusten an den Darmwänden und lassen sich nur schwer von dort wieder lösen.
Das begünstigt Entzündungen des Darms, deshalb sollten sie möglichst regelmäßig und gründlich entfernt werden im Rahmen einer Darmreinigung.

Hierbei können zum Beispiel ***Flohsamenschalen*** zum Einsatz kommen, die für uns unverdaulich sind. Sie quellen im Magen-Darm-Trakt auf und reinigen den Darm wie eine Putzkolonne.
Bewährt haben sich auch ***Bittersalz, Cassia Fistula*** und noch einige andere Hausmittel, Superfoods und Wildkräuter.

Im folgenden Kapitel erhältst Du eine Schritt-für-Schritt-Anleitung zur Darmreinigung und anschließenden Darmsanierung.

******

Darmreinigung und Darmsanierung – Schritt für Schritt erklärt

Sowohl bei allgemeinen, häufig wiederkehrenden Verdauungsbeschwerden als auch im Rahmen einer Darmerkrankung ist die ***Darmreinigung*** und die sich im Idealfall daran anschließende ***Darmsanierung*** in vielen Fällen ein nützliches Hilfsmittel, um das Darmgleichgewicht wieder herzustellen.
Im Krankheitsfall kann damit sogar die Genesung beschleunigt werden.

Neben einer umfangreichen Reinigung des Darms, die in der Tat zum Sanierungsprozess gehört, beinhaltet die Darmsanierung wiederherstellende Maßnahmen zur Verbesserung der Darmgesundheit.

Unterschiede zwischen Darmreinigung und Darmsanierung

Der Begriff der **Darmreinigung** stammt aus der Schulmedizin, der Begriff **Darmsanierung** dagegen aus der Naturheilkunde.

Letzteres wird von der Schulmedizin durchaus noch immer kritisch betrachtet, was auch zur Folge hat, dass die Kosten für eine Darmsanierung nicht ohne weiteres von den gesetzlichen Krankenkassen übernommen werden.

Während es bei einer **Darmreinigung** in erster Linie darum geht, den Darm zum Beispiel auf anstehende Untersuchungen oder eine Operation vorzubereiten, ist die **Darmsanierung** auf die Heilung von Krankheiten und die Verbesserung der Darmgesundheit ausgerichtet.
Sofern es krankheitsbedingt zu einer Schädigung der Darmflora gekommen ist, kann eine Darmsanierung zudem dabei helfen, das Darmmilieu wieder zu normalisieren.
Das Verfahren bietet somit vielseitige Heilwirkung, ist gleichzeitig aber auch eine gute Möglichkeit zur Prävention.
Insgesamt kann die Darmsanierung

☺ **den Darm umfassend reinigen**
☺ **Verdauungsbeschwerden beheben**
☺ **Verdauungs- und Stoffwechselprozesse verbessern**
☺ **die Abwehrkräfte des Darms stärken**
☺ **bei der Ausheilung von Krankheiten helfen**
☺ **das Wohlbefinden steigern.**

Aus eigener Erfahrung sehe ich persönlich es als sehr sinnvoll an, beides miteinander zu verbinden, das heißt zuerst eine Darmreinigung durchzuführen, um damit den Darm auf eine anschließende Darmsanierung vorzubereiten und im Anschluss daran dann nach und nach eine gesunde Darmflora wieder aufzubauen.

Zur **Darmreinigung** stehen Anwendern verschiedene Möglichkeiten zur Verfügung.

Je nach Behandlungsziel kann entweder die einmalige Anwendung eines Hilfsmittels zur Reinigung oder eine Kombination verschiedener Reinigungsmaßnahmen zur Anwendung kommen.
Viele entscheiden sich heutzutage jedoch für eine mehrtätige oder auch mehrwöchige Darmreinigungskur. Sie bietet eine ideale Grundlage zur Alltagsumstellung im Sinne einer besseren Darmgesundheit.

Die Darmreinigungskur kann bis zu 21 Tage dauern und vorab auch eine zusätzliche Vorbereitungswoche beinhalten.
Entsprechend nimmt die Kur mitunter einen ganzen Monat in Anspruch.

Es ist daher empfehlenswert, die Durchführung einer umfassenden Darmreinigung für den nächsten Urlaub zu planen, um nicht durch Termindruck oder besondere Leistungsanforderungen gestört zu werden.
Das gilt vor allem für die erste Woche, in der üblicherweise das energie- und zeitintensive Reinigungsfasten stattfindet.

Später wird das Reinigungsprogramm der Darmkur vermehrt durch einen optimierten Ernährungsplan bzw. **„Darmsanierungsplan"** ersetzt, sodass eine Durchführung auch im Alltag möglich ist.
Mehr noch sollte die Ernährungsoptimierung langfristig sogar fester Bestandteil der Alltagsgewohnheiten werden und dem Darm so einen optimalen Präventivschutz bieten.

Diverse (Haus-)Mittel zur Darmreinigung

Durchführen lässt sich eine Darmreinigungskur problemlos zuhause.
Es gibt eine Fülle an Hausmitteln und gesunden Ernährungskonzepten, die sich ideal für eine darmfreundliche Reinigungskur eignen.
Dabei folgt das Kur-Programm in gewisser Weise einem Drei-Phasen-Plan, der für jede Kurwoche ein ganz spezielles Vorgehen vorsieht.

Gemeinsam ist diesen drei Kur-Phasen jedoch, dass während der gesamten Zeit die unterstützende Funktion verschiedener Hilfsmittel zum Einsatz kommt, die bei der Ausleitung, Entschlackung, Entgiftung und Stärkung des Darms helfen.
Hier ein kleiner Überblick zu den wichtigsten abführenden und entgiftenden Hausmitteln:[24]

Abführende Säfte

Zu den Säften, die in der Ausleitungswoche der Darmreinigungskur zum Einsatz kommen, zählen keine Fruchtsäfte.
Diese sind stark zuckerhaltig und somit für die Reinigungswirkung auf Darm und Stoffwechsel eher ungeeignet.
Mit einer Ausnahme: ***Pflaumensaft***.
Er wirkt stark abführend und wird deshalb vor allem in den ersten Tagen der Kur regelmäßig konsumiert.

Gleiches gilt für ***Sauerkrautsaft***, der ebenfalls als effizientes Abführmittel bekannt ist.

[24] Quelle: https://www.t-online.de/gesundheit/krankheiten-symptome/id_67705180/darmreinigung-zu-hause-anleitung-und-natuerliche-hausmittel.html

Indem sie die Darmperistaltik stimulieren, regen sie die Verdauung an, wobei ein großes Glas der beiden Säfte bereits ausreicht, um die Darmtätigkeit soweit zu erhöhen, dass es zu einer abführenden Wirkung kommt.

↳ *<u>Dosierung:</u> 1 bis 2 Gläser täglich*

Bittersalz und Glaubersalz

Bitte verwechsle Bittersalz ist nicht mit Glaubersalz!
Zwar sind sowohl Bittersalz (*Magnesiumsulfat*) als auch Glaubersalz (*Natriumsulfat*) sogenannte salinische Abführmittel, die entweder in ihrer natürlichen Form oder als Einläufe in der Apotheke erhältlich sind, jedoch sollte beim (agressiveren) Glaubersalz von einer längerfristigen Einnahme – immerhin nimmt eine Darmreinigung ein paar Wochen in Anspruch! – abgesehen werden.

Beide Salze haben eine stark entwässernde Wirkung und binden das Wasser im Darm binnen kürzester Zeit.
Dadurch weicht zum einen der Stuhl gut auf und die Verkrustungen an den Darmwänden werden ebenfalls aufgeweicht und lösen sich.

Zum anderen stimuliert das vergrößerte Wasservolumen im Darm den Stuhlgang und sorgt in sehr kurzer Zeit für einen schnellen Abführeffekt, der Darm entleert sich dünnflüssig bis breiig.

Während salinische Einläufe nach Anwendungshinweisen des Herstellers etwa mit einem Klistier rektal einzuführen sind, kann man natürliches Bitter- bzw. Glaubersalz auch in Wasser auflösen und oral einnehmen.
Im Rahmen einer Reinigungskur ist die Nutzung der salinen Abführmittel mehrmals wöchentlich zwar möglich, sollte aber vorzugsweise nur als einmalige Anwendung fungieren, um einen Gewöhnungseffekt für den Darm zu vermeiden. Dieser könnte ansonsten auf Dauer träge und funktionsuntüchtig werden.
Und wie bereits erwähnt:
Vorsicht bei der Verwendung von Glaubersalz!

➪ *Dosierung:* *1 EL pro Tasse*
(am besten lauwarmes Wasser nutzen)

Ganz wichtig:
Da durch die häufigen Entleerungen dem Körper viel Wasser entzogen wird, solltest Du viel stilles Wasser trinken!

Chlorella und Spirulina

Algen wie *Chlorella vulgaris* und *Spirulina platensis* werden schon seit einigen Jahren als Superfood gehandelt.
Neben einer Reihe an wertvollen Vitaminen und Mineralstoffen enthält Algenpulver aus Chlorella und Spirulina dabei auch ordentliche Mengen an Ballaststoffen in Form von Chlorophyll.
Dieses regt die Darmtätigkeit an unterstützt so die Verdauung.

Darüber hinaus sind die beiden Algen dazu in der Lage Schwermetalle zu binden und damit aktiv zur **Entgiftung des Körpers** beizutragen.
Man kann Algenpulver sehr vielseitig verwenden und beispielsweise als Zutat für einen Detox-Smoothie in der ersten Kurwoche nutzen.

Wenn in den Folgewochen allmählich wieder auf feste Nahrung umgestellt wird, ist dann auch eine Zubereitung von Joghurts, Brotaufstrichen und Fruchtdesserts mit Chlorella oder Spirulina denkbar.

➩ *Dosierung:* *1 bis 3 g Spirulina pro Tag*

Entgiftende Kräuter

Besonders experimentierfreudig kann man in der ersten Kurwoche mit Kräutertees werden.
Immerhin stellen sie während der Ausleitungsphase einen nennenswerten Anteil der flüssigen Ernährung dar.

Zu den besten abführenden und entgiftenden Teekräutern zählen dabei

☺ Artischocke
☺ Bärlauch
☺ Birkenblätter
☺ Brennnessel
☺ Goldrute
☺ Gundermann
☺ Koriander
☺ Löwenzahn
☺ Mariendistel
☺ Rotklee

Es ist wichtig, dass die Tees immer ohne Zucker oder Milch zubereitet werden.
Klare Aufgüsse sorgen dann nicht nur für eine ausreichende Flüssigkeitsversorgung während dem stark entwässernden Abführen, ebenso helfen die Teekräuter mit ihren reinigenden Antioxidantien aktiv bei der Ausleitung von Schlacken und Stoffwechselgiften.

Vorsicht ist aber bei der Dosierung stark entwässernder Kräuter wie Goldrute oder Birkenblättern geboten!
Hier sollten täglich nicht mehr als zwei Tassen zur Anwendung kommen.

↳ *Dosierung: 1 TL pro Tasse*

Flohsamen und Leinsamen

Schleimstoffe dürfen während der Darmreinigungskur auf keinen Fall fehlen. Sie helfen der Darmschleimhaut bei der Regeneration und stärken sie nachhaltig.
Darüber hinaus sind schleimstoffhaltige Lebensmittel wie Flohsamen und Leinsamen auch ausgezeichnete Abführmittel.
Als Quellstoffe vergrößern sie das Stuhlvolumen und regen auf diese Weise die Darmstätigkeit an.

Ähnlich wie Bitter- und Glaubersalz kann man die Samenschalen in Wasser auflösen und dann trinken.
1 bis 3 TL der Samen bzw. Samenschalen reicht dabei bereits völlig aus, um 200 ml abführende Flüssigkeit herzustellen.
Alternativ lassen sie sich auch als Zutat für Shakes, Smoothies, Breis, Müsli oder Joghurt nutzen.

Da Flohsamenschalen und Leinsamen aber deutlich sanfter wirken als die salinen Abführmittel, müssen sie für einen längeren Zeitraum von zwei bis drei Tagen zur Anwendung kommen, bevor sich ein abführender Effekt einstellt.
Insgesamt ist der Verzehr bis zu vier Mal täglich möglich.

↳ *Dosierung: 1 TL Flohsamenschalen / 1 bis 3 EL Leinsamen pro 200 ml Wasser*

Heilerde

Als Heilerde bezeichnet man gemeinhin mineralische Sedimente mit heilsamer Wirkung.
Vielfach werden sie in Pflegeprodukten verwendet, um etwa Hautbeschwerden zu lindern oder die Haarstruktur zu kräftigen.
Allerdings kann man gerade vulkanische Heilerde wie ***Zeolith*** und ***Bentonit*** auch innerlich anwenden, so zum Beispiel im Rahmen einer Fastenkur.
Mineralstoffe wie ***Kalzium, Magnesium, Eisen, Silicium*** und ***Kupfer*** dienen dann zur Neutralisierung von überschüssiger Magensäure (z.B. bei Sodbrennen), lindern die Beschwerden bei Reizmagen oder Reizdarm und helfen bei der Ausleitung schädlicher Stoffwechselschlacken wie Giftstoffe oder Schwermetalle.

Insgesamt kann man Heilerde bis zu drei Mal täglich anwenden.

↳ *<u>Dosierung:</u> 1 TL pro 200 ml Wasser*

Organischer Schwefel

Das auch als Chlorbleiche oder organischer Schwefel bekannte *Methylsulfonylmethan* (MSM) kommt in unserem Körper natürlich als Bestandteil zahlreicher Aminosäuren, Enzyme und Hormone vor.
Auch in schwefelhaltigen Lebensmitteln wie Kraut oder Zwiebeln ist der organische Schwefel zu finden, denen er ein besonderes Maß an darmfreundlichen Eigenschaften verleiht.

In der Naturheilkunde ist MSM längst für seine antioxidative und stoffwechselanregende Wirkung berühmt. Das liegt vor allem an seinen reichhaltigen Schwefelverbindungen, die als Stoffwechselstimulanz wirken.

Neuere Studien weisen sogar darauf hin, dass MSM eine heilsame Wirkung auf Schleimhautschäden und Entzündungen im Verdauungstrakt hat.[25]

---

[25] Quelle: https://pubmed.ncbi.nlm.nih.gov/28666801/

Für die Ausleitung von Stoffwechselschlacken, ebenso wie zur allgemeinen Anregung des Stoffwechsels und Wiederherstellung der Darmgesundheit ist organischer Schwefel also wie geschaffen.
Er entzieht den Gärungs- und Fäulnisbakterien im Darm die Lebensgrundlage und sie werden dann über den Stuhlgang ausgeschieden, während die nützlichen Bakterien im Darm sich ungestört vermehren können.

Wer MSM gerne in konzentrierter Form zur Unterstützung einer Darmreinigungskur zu sich nehmen möchte, der kann den Schwefel in Kapselform aus der Drogerie oder der Apotheke verwenden.
Die Kapseln lassen sich ohne Bedenken mehrmals täglich einnehmen.
Die Dosierung wird schrittweise erhöht, wobei man in der ersten Woche eine Kapsel, in der zweiten Woche zwei Kapseln und in der dritten Woche drei Kapseln täglich zu sich nimmt.

➩ *Dosierung:* *2.000 bis 5.000 mg täglich*

Wer etwas freier in der Dosierung sein möchte, kann den organischen Schwefel auch in Pulverform bekommen.

↳ *Empfohlene Dosierung:*
3 x 1 Messerspitze morgens, mittags und abends, unabhängig von den Mahlzeiten. Die Dosis dann nach Gefühl schrittweise erhöhen.
Zieldosis: 3 x 1 TL

Das Schwefelpulver ist nicht wasserlöslich und sollte deshalb im Mund gut eingespeichelt werden. Anschließend mit einem Glas Wasser nachspülen.

Wichtiger Hinweis:

Leider ist ein etwas weniger schöner „Nebeneffekt" bei der Einnahme von organischem Schwefel, dass der Stuhl und die Winde, die abgehen, den typischen Schwefelgeruch haben – nach faulen Eiern!
Zumindest so lange, bis sich die Darmflora bzw. Darmbesiedelung normalisiert hat.
Um nicht „unangenehm überrascht" zu werden bzw. „aufzufallen", dieser ausdrückliche Hinweis!

Ich empfehle deshalb, eine Darmreinigung mit organischem Schwefel vorzugsweise eher während eines Urlaubs zuhause durchzuführen und mit der Einnahme langsam anzufangen.

Rizinusöl

Rizinusöl tut nicht nur den Haaren gut, sondern ist auch ein altbewährtes Abführmittel.
Die im Rizinus enthaltene *Rizinolsäure* hemmt die Aufnahme von Natrium und Wasser im Darm, wodurch sich dieses vermehrt im Darm sammelt. Es kommt in Folge zu einer Aufweichung und Volumenvergrößerung des Stuhls, was schließlich den abführenden Effekt auslöst.

Rizinusöl liegt mit einer Wirkungsdauer von zwei bis acht Stunden in etwa zwischen salinen Salzlösungen und Flohsamenschalen.

Empfohlen ist eine einmalige Anwendung des reinen Öls oder entsprechender Ölkapseln auf leeren Magen.

➯ *Dosierung: einmalig 2 bis 3 EL /
1 Kapsel pro Tag*

Zitronensäure

Zitronensäure wird wegen ihrer entgiftenden und entwässernden Wirkung während der Darmreinigung gerne als Spezialzutat für Getränke und Gerichte genutzt.

Die Säure kommt übrigens nicht nur in Zitronen vor, sondern grundsätzlich in allen Zitrusfrüchten. Orangen, Grapefruits und Limetten dürfen daher ebenso in einen leckeren Detox-Smoothie oder Fruchtsaft kommen.

➯ *Dosierung:* *2 bis 3 Zitrusfrüchte pro Tag*

******

1. Woche: Ausleitung und Fasten

Eine intensive Darmreinigungskur lässt sich bis zu zwei Mal pro Jahr durchführen, wobei sich Herbst und Frühling für eine umfassende Reinigung besonders anbieten.

Schon unsere Vorfahren nutzten die Wendepunkte im Jahr, um sich durch gezielte Reinigung des Körpers und des Geistes auf einen saisonalen Neubeginn vorzubereiten. Das insbesondere auch durch Fastenrituale.
Traditionelle Reinigungsriten wie das Fasten nach Ostern im Christentum, der Ramadan im Islam oder das buddhistische Vassa-Fasten während der asiatischen Monsunzeit erinnern uns dabei bis heute an die Bedeutung regelmäßiger Fastenkuren in zahlreichen Kulturkreisen.

Die reinigende Vorbereitung auf den Winter diente dabei einerseits dazu, das alte Jahr zu verabschieden. Andererseits verbesserte gerade die körperliche Reinigung auch die Nährstoffaufnahme während der kalten Jahreszeit.
Ein wichtiger Aspekt, denn Nährstoffe waren im Winter früher rar gesät und jedwede nährstoffreiche Nahrung musste so effizient wie möglich vom Körper verwertet werden.

Im Frühling wiederum war der Verdauungstrakt oft vom winterlichen Nährstoffmangel geschwächt.
Es bedurfte daher einer gezielten Aufbaukur, um den Organismus wieder zu stärken und förmlich aus dem Winterschlaf zu holen.

Entsprechende Funktionen des Fastens haben bis heute ihre Gültigkeit.
Und auch so manche Vorschriften für das Reinigungsfasten lassen sich eins zu eins in das Fastenprogramm einer Darmkur übernehmen.

So sind während dem Fasten traditionellerweise Lebensmittel wie Fleisch oder Milchprodukte verboten, da sie den Reinigungsvorgang im Darm beeinträchtigen.
Auf Alkohol wird ebenfalls verzichtet, bedeutet er doch eine zusätzliche Belastung für Darm und Leber.

In der ersten Woche der Darmreinigungskur ist das nicht anders. Anstatt auf feste Nahrung und tierische Lebensmittel, wird für eine tiefgreifende Reinigung des Darms zu Flüssignahrung auf Wasserbasis gegriffen.
Klare Brühen und ungesüßte Tees, zuckerfreie Säfte und Smoothies sowie reichlich Wasser stehen somit auf dem Ernährungsplan der ersten sieben Kurtage.

Der Verzicht auf Alkohol und fettige Speisen macht die Darmreinigung ergänzend auch zu einer Reinigungskur für die Leber, die maßgeblich am Alkoholabbau und der Fettverdauung beteiligt ist.

Auf die ersten sieben Kurtage der Darmreinigung bereitet man sich am besten mit einem reduzierten Ernährungsplan vor.
Eine Vorbereitungswoche, etwa im Sinne einer basischen Ernährung, ist hierzu gut geeignet.
Leichte Gerichte, viel Obst und Gemüse sowie eine geregelte Flüssigkeitszufuhr stimmen Anwender dann ideal auf die bevorstehende Ausleitungswoche ein.

Diese kann wie folgt aussehen:

1. Tag der Ausleitung

Am ersten Tag steht ein intensives Ausleitungsprogramm an.
Es empfiehlt sich, eine Toilette in unmittelbarer Laufnähe zu haben, denn Maßnahmen wie reinigende Einläufe sowie das Trinken von Bitter- oder Glaubersalz werden zu wiederholten und plötzlich einsetzenden Darmentleerungen führen.
Es können an diesem Tag bis zu zwei Einläufe oder Gläser voll salinen Abführmitteln zur Anwendung kommen.

Zwischendurch sollten ausschließlich Wasser sowie darmreinigende Getränke getrunken werden. Es empfehlen sich bis zu drei Liter Flüssigkeit, bestehend aus Tafelwasser, klaren Brühen, ungesüßten Darm- und Detox-Tees, frisch gepresstem Saft aus Zitrusfrüchten, Sauerkrautsaft, Pflaumensaft und Heilerdewasser.
Die Getränke und Brühen versorgen den Körper mit wichtigen Elektrolyten und Nährstoffen, die durch die angewendeten Abführmittel vermehrt ausgeschwemmt werden.
Außerdem sind sie ein erster Schritt zur Sanierung des Darms und reichern ihn mit stärkenden Mineralstoffen an.

2. Tag der Ausleitung

Am zweiten Tag der Ausleitungswoche sollte man starke Abführmittel wie Glaubersalz und Bittersalz aussetzen, um den Darm nicht zu sehr zu strapazieren.
Stattdessen werden weiterhin abführende Tees und Getränke getrunken sowie leichte Abführmittel in Form von Flohsamenschalen und Leinsamen konsumiert.

Auch darmfreundliche Gewürze wie Knoblauch, Fenchel, Anis oder Ingwer sind als Zutat für Tees und Brühen während der gesamten Ausleitungswoche erlaubt, was die Geschmacksvielfalt doch sichtlich erhöht.

Ergänzend dazu sollten regelmäßig Darm- bzw. Bauchmassagen erfolgen, um festsitzenden Stuhl zu lockern und die Darmperistaltik weiter anzuregen.

Auch regelmäßige Bewegung kann nun, da die Stuhlgänge nicht mehr allzu unberechenbar auftreten, mit zur Stimulation der Darmtätigkeit genutzt werden.

Es ist ein guter Tipp, diese ersten beiden, sehr anspruchsvollen Kurtage auf ein Wochenende zu verlegen.

3. und 4. Tag der Ausleitung

An diesen beiden Tagen wiederholt sich das Prozedere der ersten beiden Tage.
Einläufe und saline Abführmittel können in der ersten Woche alle zwei Tage zur Anwendung kommen und geben so einen gewissen Rhythmus für die Ausleitungsintervalle vor.

Apropos Intervalle: Etwa ab dem vierten Tag bietet sich dann die **Kombination aus Heil- und Intervallfasten** zur Vorbereitung auf die zweite Kurwoche an.

Unter Intervallfasten versteht man ein spezielles Diätprogramm, das das Essen nach Uhrzeit vorsieht.
Grundsätzlich sind hier keine Lebensmittel vollständig verboten. Allerdings liegt der Fokus auf einer proteinreichen und kohlenhydratarmen Ernährung.
Als Zusatzmodul einer Darmreinigungskur sollte man beim Intervallfasten in der ersten Woche aber vollständig auf Kohlenhydrate verzichten und auch Proteine sind in der ersten Woche eher rar gesät. Stattdessen steht vitamin- und mineralstoffreiche Flüssignahrung in Form von Suppen, Brühen und Smoothies im Vordergrund.

Bei den Fastenintervallen bieten sich in der ersten Wochenhälfte der Ausleitung das sogenannte 16:8 Fasten an.
Dabei wird 16 Stunden am Tag gefastet und das zumeist von 18:00 Uhr bis 10:00 Uhr.
Während dieser Zeit dürfen ausschließlich Wasser, ungesüßter Tee und im Rahmen der Ausleitung auch Einläufe und Salzwasser getrunken werden.

Zwischen 10:00 Uhr und 18:00 können Anwender dann auch abführende Frucht- und Gemüsesäfte, dünnflüssigen Brei, Suppen sowie Gemüse-Smoothies und ein tägliches Glas Leinsamen- oder Flohsamenschalenwasser zu sich nehmen.

5. bis 7. Tag der Ausleitung

Zwischen dem fünften und siebten Tag der Ausleitungswoche geht das Wechselspiel zwischen Abführmitteln und flüssiger Ernährung allmählich in eine leichte Schonkost über.
Es sind nun auch wasserreiche Salate und gedünstete Gemüsebeilagen erlaubt.

Man geht quasi von einem 16:8 Intervallfasten in ein 10:2 Intervallfasten über.

Letzteres bezeichnet einen Fastenrhythmus, bei dem nur alle zwei Tage gefastet wird, wobei die Fastentage speziell in der Ausleitungswoche mit den abführenden Maßnahmen zusammenfallen.

2. Woche: Aufbau und Entgiftung

Das Intervallfasten kann in der zweiten Woche der Darmreinigungskur weiter aufrecht gehalten werden.
Denkbar sind intermittierende Fastenmodelle wie 5:2 oder 6:1, bei denen nur noch zwei bzw. ein Tag in der Woche gefastet wird.
Alternativ dazu ist auch das 16:8 Intervallfasten weiter möglich.

Die Lebensmittelauswahl zeigt sich während der Aufbauwoche dann schon deutlich vielfältiger.
Im Fokus stehen neben entgiftenden und entschlackenden Speisen und Gerichten nun auch Probiotika wie Sauerkraut und andere fermentierte Lebensmittel, die beim gesunden Wiederaufbau der Darmflora helfen.
Dabei folgt die Aufnahme neuer Lebensmittel in den Speiseplan einem festen Schema.

- ⇨ Gebrochen werden sollte das Fasten mit Orangen und Möhren, letztere am besten schonend gegart und zu einem Karottenbrei verarbeitet.
- ⇨ Einige Stunden nach dem Fastenbrechen dürfen dann auch andere gedünstete Gemüse verzehrt werden.
- ⇨ Etwa 1 bis 2 Tage danach dürfen auch Körner und Getreide wieder mit an Bord sein.

Gerade Leinsamen und andere schleimstoffhaltige Getreidesorten stärken so auch die Darmschleimhaut und verhelfen ihr zu einer besseren Abwehr.

Im Bereich der Obst- und Gemüsesorten sollte der Speiseplan für die 2. Kurwoche weiterhin wasserreiche Gemüsebeilagen wie

☺ Artischocken,
☺ Gurken,
☺ Tomaten,
☺ Salate
☺ oder Spargel

beinhalten.
Darüber hinaus sind proteinreiche Hülsenfrüchte wichtig, die der Zellerneuerung im Darm auf die Sprünge helfen.

Bei obstbasierter Nahrung sollten Säurebildner wie hochkonzentrierte Fruchtsäfte unbedingt vermieden werden.
Besser geeignet sind

☺ antioxidative Beeren- und Zitrusfrüchte
☺ sowie wasserreiche Melonen und Ananas

die eine umfassende Stoffwechselreinigung unterstützen.

Wichtig hier ist, die Obstzufuhr richtig zu timen, da Früchte immer auch Fructose und damit Kohlenhydrate enthalten.
Der Kohlenhydratstoffwechsel fährt nach 12:00 Uhr deutlich herunter, weshalb fruchtige Speisen besser vor dieser Zeit angebracht sind, etwa als leckerer Beeren-Smoothie oder frisch gepresster Orangensaft zum Frühstück.

Mit Blick auf proteinreiche und probiotische Lebensmittel dürfen in der Aufbauwoche auch gelegentlich probiotische Milchprodukte wieder öfter mit in die Ernährung einfließen.
Wichtig ist, dass es sich um fettarme und nicht übermäßig verarbeitete Produkte handelt.
Fettige Käsesorten sind also eher ungeeignet.
Sinnvoll sind dagegen kleine Portionen an fettarmem

- ☺ Quark,
- ☺ Buttermilch,
- ☺ Kefir,
- ☺ Sauermilch
- ☺ oder probiotischem Joghurt.

Es ist eine Überlegung wert, auch Pflanzenmilch als Alternative zu nutzen, um den Anteil tierischer Säurebildner unter den Kur-Lebensmitteln so gering wie möglich zu halten.

Für eine basische Aufbauernährung geeignet sind diesbezüglich vor allem

☺ Kokosmilch,
☺ Mandelmilch
☺ und Paranussmilch.

Die maximale Kalorienzufuhr in der Aufbauwoche beträgt etwa 1.100 kcal pro Tag.
Die reduzierte Kalorienzufuhr fördert entschlackende Körperprozesse wie die *Ketose*, bei der nachhaltig Fettreserven und darin eingelagerte Schadstoffe abgebaut werden.

Wie schon in der Ausleitungswoche sollten auch in der Aufbauwoche ausreichend entgiftende Detox-Tees und Detox-Smoothies mit Zutaten wie

☺ Heilerde,
☺ Spirulina,
☺ Chlorella,
☺ Detox-Kräutern
☺ oder Zitronensäure

getrunken werden, um die Stoffwechselreinigung weiter aufrecht zu erhalten.

Zusätzlich ist ein hoher Anteil an Ballaststoffen in der Nahrung wichtig, der sich durch den Verzehr faserreicher Gemüsesorten leicht decken lässt.

Tipp:

Zur weiteren Unterstützung des Darmaufbaus sowie der Regulierung der Darmflora sind verschiedene Nährstoffpräparate denkbar.
Hierzu gehören vor allem Basenkapseln zur Entsäuerung, Algenkapseln zur Entgiftung, probiotische Präparate und eventuell auch spezielle Nährstoffkapseln.
Letztere helfen, den starken Nährstoffverlust, der möglicherweise in der Ausleitungswoche durch abführende Maßnahmen entstanden ist, wieder auszugleichen.
Spezialpräparate mit besonderen Darmnährstoffen sind in zahlreichen Reformhäusern, Drogerien, Apotheken und auch im Onlinehandel erhältlich.

3. Woche: Stabilisierung und Optimierung

In der dritten Woche der Darmreinigungskur geht es darum, das neu und gesund eingeleitete Ernährungsverhalten zu verinnerlichen und weiter auszubauen, die darmfreundliche Ernährung zu einem festen Bestandteil des Alltags zu machen.

Das unter Beachtung einiger grundlegender Ernährungsziele:

☺ Gesunde Proteine aus pflanzlichen Eiweißquellen wie Linsen, Lupinen, Bohnen, Nüssen und Sprossen
☺ leicht bekömmliche Vollkorn- und Getreideprodukte aus Dinkel oder Roggen
☺ pflanzliche und damit basische Milchalternativen wie Kokos- oder Mandelmilch,
☺ täglich verdauungsfreundliche Kräutertees und Detox-Getränke
☺ täglich frisches Obst mit Fokus auf wasserreiche und antioxidative Obstsorten wie Beeren, Melonen oder Zitrusfrüchte
☺ gesunde Fette (Omega-Fettsäuren) aus reinen Pflanzenölen und hochwertigem Fisch oder magerem Fleisch
☺ insgesamt reduzierter Anteil an tierischen Lebensmitteln für einen gesunden Säure-Basen-Haushalt

- ☺ fettige und stark zuckerhaltige Nahrungsmittel nach Möglichkeit meiden
- ☺ Alkohol in Maßen oder gar nicht; ein Glas Wein ist hochprozentigen Spirituosen und Alkopops immer vorzuziehen

Es kann auch in der dritten Woche helfen, das Intervallfasten weiter durchzuführen, wenn nicht sogar als feste Orientierungshilfe für einen gesunden Essrhythmus im Alltag zu nutzen.
Auf jeden Fall sollte in der dritten Woche weiterhin eine reduzierte Kalorien- und Kohlenhydratzufuhr erfolgen, die im Idealfall auch nach der Darmreinigungskur weiter aufrecht gehalten wird.

Das offizielle Detox- und Reinigungsprogramm ist nach Ablauf der dritten Woche abgeschlossen.
Allerdings ist das Ziel, die praktizierten Maßnahmen zur Reinigung und Stärkung des Darms auch nach Kurende regelmäßig anzuwenden. Denn wirklich gesund kann der Darm auf Dauer nur sein, wenn darmfreundliche Ernährung gelebt und nicht nur als kurzfristiges Werkzeug zur Behebung bestehender Darmbeschwerden angewendet wird.

******

Darmfreundliche Ernährung – Anleitung zum bewussten Essen

Die darmfreundliche Ernährung beinhaltet mehrere Ernährungssäulen, die teils individuell kombinierbar sind.
Während die bewusste Auswahl von Lebensmitteln eine essenzielle Grundlage bietet, können Module wie spezielle Diätmodelle, Kräuterbehandlung oder Reinigungskuren zusätzliche Hilfe bieten.

Ernährungsexperten und Mediziner haben in der Vergangenheit diverse Ernährungskonzepte für bessere Darmgesundheit entwickelt.
Dabei reicht die Geschichte der darmfreundlichen Ernährung bis in die Antike zurück und umfasst Aufzeichnungen, die sich quer durch alle Kulturkreise erstrecken.

Das Interessante daran: Unabhängig von ihrem kulturellen Ursprung zeichnen sich verschiedene Ernährungslehren zur Darmgesundheit oft durch dieselben Grundbausteine aus.

Von der darmfreundlichen Ernährungslehre

Fundierte Ernährungskonzepte zur Darmgesundheit gab es bereits vor tausenden von Jahren.
Im alten Ägypten kannte man mit *Kebehsenuef* sogar eine eigenständige Schutzgottheit des Darms.
Der Sohn des Horus war gemeinsam mit der Göttin *Selket* für die Darmgesundheit zuständig, die im Land der Pharaonen sogar explizit Erwähnung in einem der kostbarsten archäologischen Schätze findet. Die Rede ist vom Papyrus Ebers – einer der ältesten medizinischen Schriften der Welt, in dem unter anderem traditionelle Heilkräuter zur Behandlung von Darmerkrankungen und Verdauungsbeschwerden festgehalten sind.[26]

So kannte man im alten Ägypten beispielswiese bereits die darmfreundliche Wirkung von ***Balsamapfel, Kümmel, Lorbeer*** und ***Sellerie***.

Bei bestehenden Erkrankungen des Darms wurde den Göttern ***Weißer Lotus*** geopfert, der bis heute als Heilpflanze gegen Magen-Darm-Erkrankungen Verwendung findet.

---

[26] Quelle: https://www.schmerztherapie-dresden.de/heilkraeuter-im-alten-aegypten/

Gegen einen Bandwurmbefall des Darms wurde von den alten Ägyptern darüber hinaus ***Granatapfelwurzel*** eingesetzt, deren Alkaloide das Nervensystem der Bandwürmer funktionsunfähig machten, sodass sie in Folge abstarben.

Im antiken Griechenland predigte der Urvater der modernen Schulmedizin – *Hippokrates* – davon, dass der Darm die Wurzel aller Gesundheit ist.
„Der Tod sitzt im Darm" lautet eines seiner berühmtesten Zitate und beweist, dass selbst die Menschen der Antike bereits um die Bedeutung der Darmgesundheit für ein langes Leben wussten.

Nach Hippokrates Auffassung lebte der Mensch nicht, um zu essen, sondern aß, um zu leben.
Für ihn war die richtige Ernährung gleichzeitig auch Naturmedizin, wobei er insbesondere der pflanzlichen Ernährung ein hohes Heilungspotenzial zusprach.
Seinen Patienten verordnete er deshalb zur Behandlung regelmäßig Ernährungskuren mit Reinigungssäften aus Zitrone und grünem Gemüse.
Grüne Smoothies, wie sie heute so gerne als Bestandteil moderner Ernährungstrends propagiert werden, kannte also schon der bedeutendste Arzt in der griechischen Antike.

Gleiches gilt im Übrigen für Müsli und Pflanzenmilch, die Hippokrates ebenfalls zur ernährungsbasierten Therapie einsetzte.

Im Mittelalter trugen Heilkundige wie die Mutter aller Kräuterhexen – *Hildegard von Bingen* – sowie die persischen Ärzte *Avicenna* und *Rhazes* den darmfreundlichen Ernährungsgedanken weiter.

Avicenna, der selbst an Darmkrebs litt, beschäftigte sich zum einen mit darmreinigenden Baumharzen wie ***Myrrhe*** und ***Weihrauch***.
Andererseits werden ihm auch bahnbrechende Fortschritte auf dem Gebiet der Darmchirurgie zugeschrieben und hier speziell im Bereich der chirurgischen Entfernung von Mastdarmfisteln, die als Vorstufe zu Darmkrebs gelten.

Rhazes folgte wiederum den Lehren des Hippokrates und predigte zeitgleich eine moderat asketische Lebensweise nach Vorbild des *Sokrates.*
Die asketische Ernährung ist dabei im Grunde mit einer Kombination aus regelmäßigem Heilfasten und moderner ***Paleo-Diät*** vergleichbar.

Letztere beruht auf dem Konzept der Ur-Ernährung und beinhaltet ausschließlich Lebensmittel, die bereits unsere Vorfahren während der Steinzeit zu sich genommen haben, also Nüsse, Beeren, Früchte, Gemüse, Getreide, aber auch geschmortes Fleisch und Fisch.

Hildegard von Bingen vertrat, was Naturkost angeht, einen ganz ähnlichen Standpunkt, wobei sie viel Wert auf ausreichend warme Nahrungsbestandteile legte.
Die Klosterfrau gilt als Mitbegründerin der modernen Ernährungslehre und kannte ein ganzes Sammelsurium von Verdauungskräutern.
Ihrer Feder entstammt das kostbare Wissen um die gesunde Wirkung darmfreundlicher Lebensmittel, zu denen sie neben ***Fenchel*** auch ***Dinkel, Kastanien*** und ***Anis*** zählte.[27]
Ihrer Auffassung nach musste der Verdauungstrakt regelmäßig durch Wärme angeregt werden, um gesund zu bleiben und seiner vielseitigen Funktion nachkommen zu können. Warme Speisen waren für sie also ein unabdingbarer Katalysator zum Erhalt der Darmgesundheit, wohingegen sie Rohkost und kalten Speisen oftmals sehr kritisch gegenüberstand.

---

[27] Quelle: Kräuterwelten – Verdauungskräuter nach Hildegard von Bingen | ISBN: 9798501997509

Dies vor allem, wenn es sich um rohes Gemüse wie Gurken, Lauch, Kürbis, Paprika, Tomaten oder Zucchini handelte, das nach Angaben der Kräuterfrau im Rohzustand die Verdauung beeinträchtige und Darmerkrankungen fördere.

Heutzutage vertreten viele Ernährungsexperten hingegen die Ansicht, dass **Rohkost extrem entgiftend** wirkt und deshalb **für die Gesundheit förderlich** ist.
Allerdings sollte man sich hier schrittweise herantasten und langsam und vorsichtig ausprobieren, was einem gut tut.
Denn nach dem Verzehr von Rohkost haben es die Darmbakterien bei der Verdauung unter Umständen schwer und produzieren übermäßig viel schwefelhaltige Verdauungsgase, was zu Blähungen führen kann.

Ein schonendes Garen des Gemüses kann den Verdauungsaufwand reduzieren, sodass Lauch, Zwiebeln und Co. leichter verdaulich werden.

Auch hartes Gemüse wie Möhren oder Kohlrabi ist besser bekömmlich, wenn es warm verzehrt wird, denn durch das Garen entstehen weniger Verdauungsbeschwerden.

Eine andere Alternative zur besseren Bekömmlichkeit ist, das Gemüse zu fermentieren.
Hierzu im **Kapitel *„Lebensmittel selbst fermentieren – Kraftfutter für unsere Darmbakterien“*** noch mehr.

Eine gewisse Vorreiterrolle kommt in der altertümlichen Ernährungslehre sicherlich der asiatischen Heilkunde zu.
Medizinische Disziplinen wie die ***Traditionelle Chinesische Medizin*** (*TCM*) oder ***Ayurveda*** beschäftigten sich bereits 3.000 v.Chr. mit therapeutischen Behandlungsmaßnahmen gegen Darmerkrankungen.
Und selbst altertümliche Heilkundige wie Hildegard von Bingen schauten sich damals so manchen Kniff von den Heilkundigen aus Fernost ab.
Essen bedeutet in Asien nämlich immer auch Gesundheitsvorsorge.
Spitzenköche durchlaufen in Ländern wie Japan oder China bis zu 10 Jahre Ausbildungszeit, um sich das komplexe Wissen um die Wirkungsweise von traditionellen Wurzeln, Kräutern, Blattgemüse und Gewürzen anzueignen.

In Indien ist die Nahrungsaufnahme vielerorts gar ein ritueller Akt.

Die Zubereitung vieler Gerichte folgt einem strikten Prozedere, wobei jede Zutat in exakter Reihenfolge vorbereitet und verarbeitet wird. Bewusste Ernährung bekommt so eine völlig neue Dimension.
Und auch unserem modernen Alltag täten derartige Ernährungsrituale mitunter recht gut, gerade mit Blick auf die Darmgesundheit.

Probiotische Lebensmittel für eine stärkere Darmflora

Probiotika sind unterschiedliche Arten von Milchsäurebakterien, vor allem ***Laktobazillen*** und ***Bifidobakterien***, die die Darmflora positiv beeinflussen.

Es gibt einige Ernährungsmodelle, die bei der Findung einer darmfreundlichen Ernährung eine gute Orientierungshilfe bieten.
Abstand nehmen sollte man dabei aber von einem Großteil an Diätkonzepten, die nur auf eine kurzfristige Anwendung ausgelegt sind. Nur allzu oft kommt es dabei zu einer Mangelversorgung, weil viele Diäten letztendlich auf den Verzicht diverser Nahrungsmittel setzen.
Mit Blick auf die Darmgesundheit sollte man aber stets mit Augenmaß verzichten.

Diverse Diäten propagieren zum Beispiel einen Verzicht auf Milchprodukte, die als sehr kohlenhydratreich gelten und angeblich die Fettverbrennung beeinträchtigen.
Allerdings sind Milchprodukte aber auch wichtige Lieferanten für Milchsäurebakterien, ohne die unsere Darmflora nicht auskommt. Milchbasierte Probiotika wie ***probiotische Joghurts, Buttermilch*** oder ***Sauermilch*** sind in der darmfreundlichen Ernährung deshalb unverzichtbar.
Ganz aus einer darmfreundlichen Ernährung verschwinden müssen sie eigentlich nur, wenn eine handfeste Lactoseintoleranz vorliegt oder eine strikte vegane Ernährung praktiziert wird.

Dabei sei darauf hingewiesen, dass Pflanzenmilch (z.B. Sojamilch oder Mandelmilch) beim Kochen zwar einen passenden Ersatz für Tiermilch bieten, Produkte wie Kuhmilch aber nicht als Lieferant für Milchsäurebakterien ersetzen.
Allenfalls Sojaprodukte wie ***Sojajoghurt*** oder fermentierter ***Tofu*** können hier als probiotischer Ersatz für tierische Milchprodukte dienen.

Weitere empfehlenswerte Probiotika, die der Darmflora mit zusätzlichen Einheiten an Darmbakterien nachhelfen, sind vor allem mittels Milchsäuregärung ***fermentierte Lebensmittel.***
Sie liefern Dir auf ganz natürliche Art und Weise perfekte Bakterienstämme.

Hier sind zum Beispiel zu nennen

☺ Kefir
☺ Kombucha
☺ Kimchi
☺ Sauerkraut

Es müssen also nicht zwingend Milchprodukte sein, die dem Darm die nötigen Milchsäurebakterien für seine Darmflora liefern.
Auch einige Gemüsesorten, allen voran ***Kohlgemüse***, enthalten diese natürlichen und gesunden Darmbakterien.

Probiotika gibt es übrigens auch in Kapsel-Form zu kaufen, allerdings sind diese recht teuer und müssten dauerhaft eingenommen werden, damit sich eine Wirkung zeigt.
Außerdem gilt es zu bedenken:
In unserem Darm befinden sich rund 2 kg Darmbakterien und eine gängige, im Handel erhältliche Probiotika-Kapsel hat eine Füllmenge von ca. 3 g.
Es ist nun einfach auszurechnen, dass man somit für die 2 kg Darmbakterien ca. 666 Portionen (!!!) Probiotika benötigen würde, um damit nachhaltig etwas zu bewirken.
Erschwerend kommt dann noch hinzu, dass viele der so zugeführten Probiotika meist wegen der Magensäure den Weg in den Darm gar nicht schaffen und „auf der Strecke“ bleiben.

Deshalb ziehe ich persönlich probiotische und fermentierte Lebensmittel hier eindeutig vor.

Proteinreiche Lebensmittel für die Darmzellen unverzichtbar

Ebenfalls problematisch an vielen Diäten ist der Verzicht auf Fleisch und Fisch. Sie bilden gemeinsam mit Milchprodukten die wichtigsten Proteinquellen.
Mit Blick auf eine ausreichende Nährstoffversorgung des Darms werden Proteine häufig unterschätzt. Dabei brauchen unsere Darmzellen eine ganze Menge davon.
Sei es nun zur Erneuerung der Zellen innerhalb der Darmwände oder zur Bildung spezieller Immunzellen für die Krankheitsabwehr im Darm – ohne Eiweiß geht hier gar nichts.
Umso wichtiger ist eine proteinreiche Ernährung.

Leider lässt sich der tägliche Proteinbedarf mitunter nur schwer über pflanzliche Lebensmittel decken. Zum einen gibt es nur wenige Lebensmittel pflanzlicher Herkunft, die überhaupt Eiweiß enthalten. Zum anderen kann unser Körper pflanzliche Proteine auch weniger gut verwerten. Große Mengen konsumierter Pflanzenproteine werden deshalb ungenutzt wieder ausgeschieden.

Tierische Produkte wie Eier, Fisch, Rind, Geflügel, Joghurt oder Quark lassen sich folglich als Proteinquellen nur schwer toppen.

Ein paar Protein-Spitzenreiter gibt es im Pflanzenreich dann aber doch.
Hierzu gehören:

☺ Getreide
☺ Hanfprotein
☺ Kürbiskerne
☺ Linsen
☺ Lupinenprotein
☺ Nüsse
☺ Reis
☺ Soja

In diesem Zusammenhang kann eine Eiweißdiät unter Umständen nützlich für eine darmfreundliche Ernährung sein, um Immunschwächen zu beheben und die Zellerneuerung des Darms zu stärken.
Das kann zum Beispiel nach einer langen Krankheit oder bei langjähriger Fehlernährung der Fall sein.

Ein positiver Nebeneffekt der Eiweißdiät ist dabei, dass sie die Fettverbrennung ankurbelt.

Denn durch die gezielte Zufuhr von Proteinen über die Nahrung wird der Stoffwechsel von kalorienreichen Kohlenhydraten als primäre Energiequelle entwöhnt. Stattdessen lenkt man den Energiehaushalt über eine gesteigerte Energiezufuhr hin zum vermehrten Abbau von Fettreserven.
Sie werden vom Stoffwechsel in sogenannte Ketonkörper umgewandelt, die dann als Energieträger dienen. Dieser Stoffwechselvorgang wird auch als *Ketose* bezeichnet.

Die Eiweißdiät ist dabei eine der gesünderen und auch langfristig anwendbaren Formen der ***ketogenen Diät***.

Besonders darmfreundlich: Mediterrane Küche

Eine weitere der wenigen Diäten, die auch mit einer darmfreundlichen Ernährung harmoniert, ist die ***Mittelmeer-Diät.***

Der Ernährungsplan dieser Diät sieht in erster Linie Gerichte vor, wie sie für den Mittelmeerraum typisch sind.
Damit gemeint sind aber nicht vorranging Pizza und Pasta, sondern mediterrane Lebensmittel.

Sie sind der Grund dafür, dass die Bewohner von Mittelmeerinseln in international anerkannten Studien zu den weltweit gesündesten Völkern der Welt gezählt werden. Denn die mediterrane Ernährung ist prädestiniert für ihr ausgezeichnetes Präventionspotenzial, wenn es um typische Volkskrankheiten geht.

Dass eine mediterrane Diät dabei auch dem Darm zugutekommt, fand jüngst eine italienische Studie heraus.[28]

☺ Auberginen
☺ Basilikum
☺ Fenchel
☺ Fetakäse
☺ Fisch
☺ Hülsenfrüchte (z.B. Erbsen)
☺ Nüsse (z.B. Mandeln)
☺ Oliven und Olivenöl
☺ Oregano
☺ Paprika
☺ Rosmarin
☺ Tomaten
☺ Sauerteig- und Gerstenbrot
☺ Weintrauben und Rotwein
☺ Zitrusfrüchte

---

[28] Quelle: https://www.ncbi.nlm.nih.gov/pmc/articles/PMC6835969/

Viele dieser Klassiker aus dem mediterranen Raum fördern die Darmgesundheit durch ihren hohen Gehalt an ***Antioxidantien, Ballaststoffen, Vitaminen, Mineralien*** und ***gesunden Omega-Fettsäuren***, was nicht nur die Verdauung verbessert, sondern auch die Abwehrkräfte des Darms.

Besonders hervorzuheben sind diesbezüglich die verdauungsfördernden Eigenschaften von ***Fenchel.***
Gemeinsam mit ***Anissamen*** werden Fenchelsamen traditionell auch hierzulande als erlesene Zutat für Verdauungsschnäpse und Magenbitter genutzt, wobei ich persönlich von der angeblich verdauungsfördernden Wirkung der Schnäpse nicht überzeugt bin – ganz im Gegenteil und vor allem im Zusammenhang mit Darmproblemen!

Die sanfte Wirkung beider Verdauungskräuter eignet sich jedoch sehr gut für Kinder und Säuglinge, wobei speziell Fenchel gerne als schonender Baby-Tee bei Koliken und Blähungen im Säuglingsalter zum Einsatz kommt.

Asiatische Küche - Quelle hochwertiger Verdauungskräuter

In der Traditionellen Chinesischen Medizin (TCM) führt man Darmerkrankungen in der Regel auf einen gestörten Qi-Fluss zurück.
Er beschreibt im Taoismus die Ströme aller Energien, die unseren Körper durchfließen und kann durch ungünstige Einflüsse von außen blockiert werden.[29]
Falsche Ernährung und eine ungesunde Lebensweise beeinträchtigen den Qi-Fluss nach taoistischer Auffassung massiv und führen unter anderem zu Erkrankungen wie dem Reizdarmsyndrom.

Eine erfolgreiche Behandlung derartiger Krankheiten fußt in der TCM deshalb immer auf einer Kombination aus gezielter Alltags- und Ernährungsumstellung unter Zuhilfenahme geeigneter Verdauungskräuter.
Asiatische Gewürz- und Heilkräuter werden bereits seit dem Altertum in aller Welt gehandelt. Das nicht nur wegen ihrem außergewöhnlichen Aroma, sondern auch wegen ihrer ausgezeichneten Wirkung.

---

[29] Quelle: https://www.heilpraxisnet.de/ganzheitliche-medizin/taoismus-entstehung-philosophie-und-medizinische-bedeutung/

Inspiriert durch fernöstliche Schriften entwickelte Hildegard von Bingen in ihrer Zeit sogar ihr eigenes Rezept für ***Curry***.
Die im Curry enthaltenen Gewürze gelten als hochwirksam bei Darmbeschwerden.[30]
Was kaum verwunderlich ist, wenn man sich die Liste der klassischen Curryzutaten einmal genauer ansieht:

☺ Fenchelsamen
☺ Ingwer
☺ Kardamom
☺ Koriander
☺ Kreuzkümmel
☺ Kurkuma
☺ Nelken
☺ Safran
☺ Sternanis
☺ Zimt

Allesamt Gewürzkräuter, deren verdauungsfördernde Wirkung größtenteils wissenschaftlich belegt ist.

Überhaupt kennt die asiatische Küche eine ganze Fülle an Rezepturen, die für den Darm eine wahre Wohltat sind.

---

[30] Quelle: https://www.derwesten.de/wochenende/curry-fuer-den-darm-id3433222.html

Klare Fisch-, Fleisch- und Gemüsebrühen, wie sie typisch für die chinesische, japanische und Thai-Küche sind, eignen sich hervorragend für eine Fastenkur zur Darmreinigung.

Sojaprodukte und ***grüner Tee*** unterstützen eine gesunde Darmflora.

Die rege Nutzung von desinfizierenden und probiotischen Wurzelkräutern wie ***Topinambur, Ingwer, Galgant*** und ***Knoblauch*** in Asia-Gerichten stärkt den Darm und macht ihn resistenter gegen Darminfekte.
Ebenso sind asiatische Heilpilze wie der Reishi Pilz, Shiitake Pilz, Austernpilz, Morcheln oder der ***Mu-Err-Pilz*** für ihre immun- und darmstärkenden Eigenschaften bekannt.

Gesunde Ballaststoffe dank regionaler Küche

Wenn man sich die in der TCM gegen Darmbeschwerden verwendeten Kräuter und Lebensmittel etwas genauer ansieht, wird man feststellen, dass es teilweise durchaus Überschneidungen mit der Volksmedizin hierzulande gibt.[31]

---

[31] Quelle: https://www.chinesischekrauter.com/de/aus-dem-nahkastchen-der-tcm/tcm-herbs-fur-alle/verdauungsstorungen/reizdarmsyndrom

Viele empfohlene Ernährungsbausteine lassen sich nämlich problemlos in der heimischen Küche finden.

Für das Reizdarmsyndrom empfiehlt die TCM zum Beispiel

☺ Bohnen
☺ Champignons
☺ Dill
☺ Erbsen
☺ Feldsalat
☺ Karotten
☺ Kohlrabi
☺ Kürbis
☺ Porree
☺ Pfefferminze
☺ Pflaumen
☺ Schnittlauch
☺ Weißkraut
☺ Zwiebeln

Grundsätzlich bietet die heimische Küche eine Vielzahl darmfreundlicher Lebensmittel, die von Vollkornprodukten wie ***Leinsamen*** und ***Müsli*** über ***Hülsenfrüchte, Spargel*** und ***Kohlgemüse*** bis hin zu ***Beerenfrüchten, Nüssen*** und ***Wurzel-gemüse*** reichen.

Allerdings gilt auch hier:
Ausprobieren, was Dir persönlich gut tut und was Du verträgst!

Zwei besonders wichtige Nahrungskomponenten für den Darm sind neben essenziellen Nährstoffen außerdem auch Schleim- und Ballaststoffe.
Schleimstoffe stärken die Darmschleimhaut in besonderem Maße und können erfolgreich Schleimhautentzündungen lindern.
Ballaststoffe sind wiederum sehr gut für die Verdauung. Die Kohlenhydrate reinigen den Darm und regen die Darmperistaltik an. Gleichzeitig bedeuten sie keine zusätzlichen Kalorien, weil sie für den menschlichen Körper unverdaulich sind.

Schleimstoffe finden sich nicht nur in exotischen Früchten wie ***Bananen,*** in ***Okra*** (ägyptische Gemüsepflanze) oder in ***Algen***, sondern auch in heimischen Lebensmitteln wie ***Leinsamen, Buchweizen*** oder ***Hülsenfrüchten***.
Außerdem gibt es eine Reihe an Traditionskräutern wie ***Flohsamen, Eibisch, Malve*** oder ***Spitzwegerich***, die ebenfalls sehr reich an Schleimstoffen sind.

Ballaststoffe sind dagegen in so gut wie allen (unverarbeiteten) pflanzlichen Lebensmitteln enthalten. Vor allem faserreiches Blattgemüse wie ***Salat*** oder ***Spinat, Kohlgemüse*** und ***Wurzelgemüse***, wie es typisch für die heimische Küche ist, zeichnet sich dabei durch einen sehr hohen Ballaststoffgehalt aus.

Den Fokus in der Ernährung mehr auf regionale Lebensmittel zu lenken, kann also bereits ein erster wichtiger Schritt hin zu einer darmfreundlicheren Ernährung sein.

Schädliche Nahrungsmittel für den Darm

Nun gibt es aber nicht nur gesunde, sondern auch ungesunde Nahrungsmittel für den Darm. Aus unterschiedlichen Gründen:

☹ **Zucker** - wie er in Süßigkeiten und Weißmehlprodukten vorkommt, begünstigt die Vermehrung von Candida Pilzen und Darmbakterien, die sich von Zucker ernähren.
Nimmt ihre Population im Darm zu, bringt das die Darmflora aus dem Gleichgewicht und es kommt zu einer Infektion durch Keime, die eigentlich natürlich im Darm vorkommen.

☹ **Gepökelte, gegrillte und geräucherte Fleischwaren** - stehen im Verdacht, Darmkrebs zu begünstigen.
Schuld daran sind krebserregende Stoffe wie *heterocyclische Amine*, die im Fleisch durch das Räuchern, Grillen und Pökeln entstehen. Zusätzlich entwickeln sich in den Fleischwaren durch die hitzebasierte Weiterverarbeitung auch Giftstoffe.
Das gilt vor allem für Räucherfleisch, das durch Rauchbehandlung unter Nutzung harzhaltiger Nadelhölzer hergestellt wurde.
Darüber hinaus wurde auch Wurst und rotes Fleisch, also vom Schwein, Rind, Lamm oder der Ziege in verschiedenen Studien mit einem erhöhten Darmkrebsrisiko in Verbindung gebracht.[32]

☹ **Nahrungsmittelsäuren** – wirken in großen Mengen ätzend auf die Darmschleimhaut und führen langfristig zu einer Übersäuerung.
Das Tückische daran ist, dass man die Schäden, die durch Nahrungsmittelsäuren (z.B. hochkonzentrierte Fruchtsäuren in Säften) zunächst gar nicht wahrnimmt.

---

[32] Quelle: https://www.aerzteblatt.de/nachrichten/64572/WHO-Behoerde-stuft-rotes-Fleisch-und-Wurst-als-krebserregend-ein

Entsprechende Zersetzungsvorgänge an den Schleimhäuten können schleichend fortschreiten und sich erst nach längerer Zeit bemerkbar machen.

☹ **Alkohol** – kann, wie bereits erwähnt, die Darmschleimhaut zersetzen und macht damit die Darmwände anfällig für schmerzhafte Entzündungen und Infektionen.
Daneben provoziert Alkohol auch eine erhöhte Produktion von Verdauungssekreten wie Magensäure. Bei ständigem Alkoholkonsum droht deshalb eine Übersäuerung des Magen-Darm-Trakts.

☹ **Ungesunde Fette** - setzen dem Darm im Gegensatz zu gesunden Omega-Fettsäuren erheblich zu. Da sie schwer verdaulich sind, verursachen sie häufig Verdauungsbeschwerden wie Blähungen oder Bauchschmerzen. Zudem stellen sie ähnlich wie Alkohol eine zusätzliche Belastung für die Leber dar, in der die zur Alkohol- und Fettverdauung notwendigen Enzyme gebildet werden.

******

Übersäuerung des Körpers – die unterschätzte Gefahr

Neben einem erhöhten Darmkrebsrisiko, Reizdarm und Schleimhautschäden wie dem Leaky Gut Syndrom ist die Übersäuerung wohl die problematischste Folge einer darmschädlichen Ernährung.

Durch die Entsäuerung des Körpers beugt man chronischen Erkrankungen vor, denn ihnen wird so die Lebensgrundlage entzogen.
Dies geschieht mittels Einnahme von Mineralien wie ***Kalzium***, ***Kalium*** und ***Magnesium***, die in jedem guten Basenpulver enthalten sind.
Als natürliche Quelle dient zum Beispiel auch die ***Sango-Koralle***.

Typische Symptome einer Übersäuerung sind

☹ Appetitlosigkeit
☹ Durchfall
☹ Schleimhautentzündungen
☹ Sodbrennen
☹ Übelkeit
☹ Verstopfung
☹ und Zahnfleischrückgang

Wird eine Übersäuerung nicht zeitnah behoben, können außerdem ständige Müdigkeit, Funktionsstörungen der Nerven und innere Unruhe auftreten.

Bevor Du jedoch mit einer Entsäuerung beginnst ist es wichtig, zuerst einmal den genauen ph-Wert Deines Urins zu bestimmen!
Der Körper entsäuert immer nachts, deshalb ist es sinnvoll, mehrere Tage hintereinander den ph-Wert des Morgenurins zu testen, um hier einen brauchbaren Wert zu erhalten.
Dieser liegt morgens meistens deutlich im sauren Bereich unter 6,5.
Das Ziel sollte ein morgendlicher ph-Wert von 7,5 sein.

Doch wie kommt es überhaupt zu einer Übersäuerung und was lässt sich dagegen unternehmen?

Ursachen für Übersäuerung - wenn sauer nicht lustig macht

Geht es um die Ursachen einer Übersäuerung (*Azidose*), muss man in erster Linie zwischen zwei Formen von Azidose unterscheiden:

☹ **Atmungsbedingte Übersäuerung** (*respiratorische Azidose*):

Ursache einer atmungsbedingten Übersäuerung ist eine zu flache Atmung. Sie entsteht zum Beispiel im Zuge einer Atemwegserkrankung wie Asthma oder COPD, kann aber ebenso gut einem auf die Lunge drückenden Rippenbruch, einer falschen Atemtechnik oder einer Lähmung des Atemzentrums im Gehirn geschuldet sein.

In Folge der Atemstörung wird von den Lungen zu wenig säurehaltiges CO^2 abgeatmet. Das Kohlendioxid lagert sich deshalb vermehrt im Körper ein und löst so schließlich die respiratorische Azidose aus.

☹ **Stoffwechselbedingte Übersäuerung** (*metabolische Azidose*):

Die Azidose betrifft den Stoffwechsel und zeichnet sich durch eine Übersäuerung des Blutes aus, dessen pH-Wert normalerweise bei 7,36 bis 7,44 liegt. Sinkt der Säurespiegel des Blutes deutlich unter diesen Wert, spricht man von einer metabolischen Azidose.

Die stoffwechselbedingte Übersäuerung kann mitunter lebensgefährlich sein, wobei die Ursachen einerseits in Stoffwechselkrankheiten wie Diabetes mellitus, andererseits aber auch in Vergiftungen und Ernährungsfehlern begründet sein können.

Unschwer ist zu erkennen, dass der Darm bei der Entstehung einer metabolischen Azidose eine nicht unbedeutende Rolle spielt.
Sein natürliche pH-Wert von 7,5 ist mit dem des Blutes nahezu identisch. Damit liegen beide pH-Werte von Natur aus eher im basischen bis leicht alkalischen Bereich.

Das basische Milieu ist notwendig, um die Darmflora aufrecht zu erhalten. Es hält die Balance zwischen den einzelnen Bakterienstämmen im Darm und trägt so zu einer gesunden Darmflora bei.
Nur wenn ein basischer pH-Wert gegeben ist, können die Bakterien und Enzyme des Darms ihrer Arbeit ungestört nachgehen, Nährstoffe vollständig verarbeiten und den Darm reinigen.

Liegt der pH-Wert des Darms hingegen unter 7,4 und geht somit in den sauren Bereich über, droht eine Überpopulation von Darmbakterien, die sich in saurem Milieu wohlfühlen, wohingegen die Zahl von Bakterien mit einer gewissen Säureempfindlichkeit abnimmt.

Erschwerend kommt hinzu, dass auch Viren bei sauren pH-Werten prächtig gedeihen, was das Risiko von Darminfektionen weiter erhöht.

Die Abwehrkräfte unseres Darms haben bei einer Übersäuerung also bereits alle Hände voll zu tun, doch das ist noch nicht alles. Auch das Stoffwechselgeschehen erfährt bei einem übersäuerten Darm herbe Störungen.

Weil die natürliche Entgiftung des Darms durch die Übersäuerung massiv eingeschränkt wird, kommt der Darm mit dem Abbau von Säuren, Schlacken und Giftstoffen nicht mehr nach.
Sie gelangen in Folge dessen vermehrt in den Stoffwechsel und lagern sich im Körpergewebe sowie in den Blutgefäßen ab, was letztendlich die metabolische Azidose verursacht.

Als weitere Folgeerkrankungen dieser Übersäuerung können Nahrungsmittelunverträglichkeiten, Allergien und sogar Autoimmunstörungen, rheumatische Erkrankungen sowie Herz- und Gefäßkrankheiten (z.B. *Arteriosklerose*) entstehen.
Gerade bei Nahrungsmittelunverträglichkeiten und Verdauungsbeschwerden wird aber leider der Fokus meist darauf gelegt „Was darf ich <u>nicht</u> essen ….“ und das bringt oft erhebliche Einschränkungen der Lebensqualität mit sich.
Viel effektiver wäre es da doch, darauf zu schauen, wie man die Organe noch besser bei ihrer Arbeit unterstützen und stärken kann und den Körper und den Darm entsprechend entsäuert.

Das Entgiftungsorgan Leber zum Beispiel ist ein „basisches“ Organ und kann am besten arbeiten, wenn unser Körper sich im basischen Bereich befindet.

Zudem leiden bei einer Azidose auch die Nerven massiv, was gerade die Darmfunktion weiter verschlechtert.

Die Ernährung kann im Falle einer Übersäuerung also Ursache und Therapie gleichermaßen sein. Während eine Ernährung mit zu vielen säurebildenden Nahrungsmitteln die metabolische Azidose ursprünglich mit auslöst, kann ein gezielter Verzehr basischer Lebensmittel dazu beitragen, den sauren pH-Wert im Darm und Blut wieder zu normalisieren.
Als Säurebildner und damit riskante Lebens- bzw. Nahrungsmittel gelten dabei vor allem:

☹ Alkohol
☹ Eier
☹ Fertigprodukte
☹ Fisch und Meeresfrüchte
☹ Fleisch und Wurstwaren
☹ Fruchtsäfte
☹ Getreideprodukte (v. a. Weißmehlprodukte)
☹ Hülsenfrüchte
☹ Kaffee
☹ Milchprodukte (stark verarbeitet)

☹ Nudeln
☹ Nüsse
☹ raffinierte Öle
☹ raffinierter Zucker
☹ Reis
☹ Softdrinks

Nicht alle dieser Lebens-/Nahrungsmittel sind grundsätzlich ungesund. Im Gegenteil – unser Körper braucht ein gewisses Maß an Säurebildnern.
Allerdings fällt ihr empfohlener Anteil in der täglichen Ernährung deutlich geringer aus als der von basischen Lebensmitteln.
Ernährungsexperten empfehlen diesbezüglich eine ausgewogene Ernährung, die zu 20 Prozent aus sauren und zu 80 Prozent aus basischen Lebensmitteln besteht.
Zur Entsäuerung des Körpers könnte vorübergehend jedoch ein deutlich höherer Anteil an basischen Lebensmitteln im Ernährungsplan sinnvoll sein.

Entsäuerung mittels Basenkur

Die sogenannte Basenkur ist ein mehrtägiges Entsäuerungsprogramm, das durchaus als Vorbereitung für eine umfangreiche Darmsanierung dienen kann.

Für gewöhnlich dauert die Kur etwa sieben Tage und kann je nach individueller Auswahl der Module eine Kombination aus Heilfasten, Entschlacken und basischer Ernährung sein.
Sie beinhaltet neben dem gezielten Verzehr von basenbildenden Lebensmitteln auch die Einnahme verschiedener basischer Heilkräuter und Basenbildnern aus dem Bereich der Nahrungsergänzungsmittel.[33]

Gemüse als Grundlage der Basenkur

Als basische Lebensmittel, die für eine Basenkur besonders geeignet sind, gelten vor allem zahlreiche Gemüsesorten. Insbesondere, wenn diese einen hohen Wasseranteil besitzen, unterstützen sie zudem auch die Entschlackung.
Da wasserreiches Gemüse gut entwässert, beschleunigt es die Ausleitung von Schlacken und Giftstoffen.
Auf dem Tagesplan einer Basenkur sollten deshalb immer ausreichend Gemüserezepte wie Salate, grüne Smoothies, Gemüsesäfte (v. a. Kartoffelsaft) oder gegarte Gemüsebeilagen stehen.

[33] Quelle: http://www.richtig-essen.org/pdf/saeureBasenTabellen.pdf

Als wichtige Basenbildner unter den Gemüsesorten zu nennen sind:

☺ Artischocken
☺ Auberginen
☺ Avocado
☺ Endiviensalat
☺ Feldsalat
☺ Gurken
☺ Hülsenfrüchte
☺ Kartoffeln
☺ Kohlgemüse
☺ Kopfsalat
☺ Kürbis
☺ Lauchgemüse
☺ Möhren
☺ Rucola
☺ Sellerie
☺ Spinat
☺ Tomaten
☺ Zucchini

Vorsicht bei Obst

Im Gegensatz zu Gemüse, das weitestgehend frei von Säurebildnern ist, sollte man bei Obst im Rahmen der Basenkur Vorsicht walten lassen.

Zahlreiche Früchte und vor allem auch Fruchtsäfte weisen einen erhöhten Gehalt an Fruchtsäuren auf, die der Entsäuerung nicht besonders dienlich sind.
Gemüsesäfte sind Fruchtsäften während der Kur also klar vorzuziehen.

Einige basische Obstsorten gibt es aber dennoch. Dazu gehören:

☺ Äpfel
☺ Aprikosen
☺ Aronia-Beeren
☺ Bananen
☺ Birnen
☺ Cranberrys
☺ Erdbeeren
☺ Feigen
☺ Heidelbeeren
☺ Johannisbeeren
☺ Kirschen
☺ Kiwi
☺ Melonen
☺ Pfirsiche
☺ Stachelbeeren
☺ Weintrauben
☺ Zitronen

Augenmaß auch bei Getreide

Viele Getreideprodukte und hier vor allem Weißmehlprodukte sind als Säurebildner für die Basenkur ungeeignet. Allerdings liegt das vor allem daran, dass zur Herstellung der Produkte reifes Getreidekorn verwendet wird.
Getreidekeime und Sprossen sind dagegen gute Basenbildner.

Als Alternative zum säurebildenden Kaffee ist weiterhin Getreidekaffee oder Zichorienkaffee zu empfehlen.

Ergänzend dazu gibt es eine Fülle von Samen und Kernen, die während der Kur als Ersatz für säurebildendes Getreide zum Einsatz kommen können.
Ein paar Empfehlungen:

☺ Amarant
☺ Buchweizen
☺ Dinkel
☺ Gerste
☺ Graupen
☺ Hirse
☺ Johannisbrotkernmehl
☺ Pinienkerne

☺ Quinoa
☺ Sonnenblumenkerne
☺ Sesamsamen
☺ Weizenkeime

Entsäuernde Kräuter

Besonders wichtig für die Basenkur, ebenso wie für die Darmreinigung, sind entschlackende Kräuter.
Sie können als Kräutertees zubereitet werden und sorgen für eine ausreichende Deckung des täglichen Flüssigkeitsbedarfs.

Eine ausreichende Flüssigkeitsversorgung ist umso wichtiger, wenn das Programm zur Darmsanierung Reinigungsmodule wie die Darmreinigung mit Kochsalz enthält.
Hier verliert der Körper durch die starke Entwässerung große Mengen Elektrolyte und Feuchtigkeit, die ihm durch ein angemessenes Trinkverhalten wieder zugeführt werden müssen.

Mit Blick auf die Entsäuerung des Körpers ist des Weiteren die Verwendung bitterstoffhaltiger Kräuter sinnvoll. Die Bitterstoffe regen die Verdauung an und helfen so bei der Neutralisierung von Säuren in Darm.

Gerne empfohlen werden:

☺ Angelikawurzel
☺ Anis
☺ Birke
☺ Fenchel
☺ grüner Tee
☺ Kamillenblüten
☺ Kümmel
☺ Melisse
☺ Pfefferminze
☺ Schleifenblume
☺ Süßholz
☺ Tausendgüldenkraut
☺ Wegwarte
☺ Wermut

Supplemente beim Basenfasten

Klassische Kurpräparate beim Basenfasten sind sogenannte Basenkapseln. Sie enthalten in der Regel einen gesunden Mix aus wichtigen Vitaminen, Mineralstoffen und Spurenelementen wie

☺ Eisen,
☺ Kalzium,
☺ Kieselerde,

☺ Magnesium,
☺ Natron,
☺ Vitamin D,
☺ Zink,

die dabei helfen, den Darm wieder in einen basischen pH-Wert zu überführen.
Und das wiederum ist auch eine große Entlastung für die Nieren.

Die Nährstoffe stimulieren den Energiestoffwechsel, was beim Abbau von Schlacken hilft. Außerdem stärken sie den Darm und verbessern die Nährstoffaufnahme.
Natron im Speziellen ist außerdem ideal, um überschüssige Magensäure (z.B. bei Sodbrennen) zu neutralisieren. Ein Teelöffel davon kann während der Basenkur auch pur zusammen mit einem Glas Wasser eingenommen werden.

Tipps zur basischen Ernährung

Für einen basischen Ernährungsplan kann es sinnvoll sein, den Verzehr geeigneter Lebensmittel zeitlich einzuteilen.
Beispielsweise ist Obst während der Basenkur eher für das Frühstück oder Mittagessen einzuplanen.

Denn nach 14.00 Uhr bedeutet speziell der Fruchtzucker im Obst eine zusätzliche Belastung für den Kohlenhydratstoffwechsel, der nach den Mittagsstunden deutlich herunterfährt. Ein Obstsalat zum Frühstück oder als Nachspeise beim Mittagessen ist also genau das Richtige.

Ähnliches gilt auch für Getreide, das ebenfalls reich an Kohlenhydraten ist. Als Frühstücksmüsli oder Getreidesnack zwischendurch ist daher eine zeitliche Begrenzung bis zum frühen Nachmittag empfehlenswert.

Kohlenhydratarmes Gemüse darf dagegen den ganzen Tag bis abends verzehrt werden.
Ob ein grüner Smoothie oder Gemüsesaft zum Frühstück, Salat aus Blattgemüse, Gurken und Tomaten zum Mittagessen oder als leichte Gemüsesuppe zum Abendessen – denkbar ist alles.

Verdauungsfördernde Gemüsesorten wie Spinat oder Fenchel dürfen dabei ruhig mehrmals täglich auf dem Speiseplan stehen, um die Entschlackung kräftig voranzutreiben.

Beginnen sollte jeder Tag während der Basenkur mit reichlich Flüssigkeit. Sei es nun eine Kanne grüner Tee oder ein frischer Gemüsesaft – Flüssigkeit ist das A und O bei der Ausleitung von Körperschlacken.

Die Getränke sollten unbedingt ungesüßt sein, um eine weitere Übersäuerung durch Zucker zu vermeiden.
Bei stark entwässernden Kräutertees und Teekräutern mit intensiver Wirkung (z.B. Birke und Wermut) sollte man es bei einer Tasse täglich belassen und die Kräuter zeitlich begrenzt nur für die Dauer der Kur nutzen.

Auch wenn einige Obstsorten als Säurebildner eher nicht in den basischen Ernährungsplan eingehen sollten, gibt es doch einige Fruchtsorten, die trotz ihres Säuregehalts nicht fehlen dürfen, wie bereits etwas weiter vorne erwähnt.
Die Rede ist hier speziell von ***Äpfeln*** und ***Zitronen***, die trotz ihres Gehalts an Apfel- und Zitronensäure **für den Säureabbau unabdingbar** sind.
Der Grund: Sie enthalten wertvolle basische Mineralstoffe, die den Stoffabbau unterstützen.

Äpfel enthalten außerdem Pektine, die vor allem in der Schale, dem Kerngehäuse und den Kernen stecken. Das sind Ballaststoffe, die zwar nicht uns, dafür aber unseren Darmbakterien als Nahrung dienen.
An dem Spruch „An apple a day keeps the doctor away!" ist also durchaus was Wahres dran.
Äpfel fördern die Verdauung und es empfiehlt sich deshalb, tatsächlich täglich einen Apfel zu essen.

Dies muss nicht immer roh und im Ganzen sein, sondern es darf auch durchaus zum Beispiel mal ein Apfelmus o.ä. sein – vorausgesetzt, bei der Verarbeitung bleibt die Schale dran!

Falls Du noch mehr über die gesundheitsfördernde Wirkung von Äpfel im Allgemeinen wissen möchtest und auf der Suche nach ein paar leckeren Rezepten bist, kann ich Dir an dieser Stelle das Buch

„Äpfel: Süße Früchtchen
– gesund, lecker und vielseitig!“
von Vitality Revolution

empfehlen. Hier der Link:

https://www.amazon.de/dp/3982194016

Die in Äpfeln enthaltenen Mehrfachzucker gehören zwar zu den Kohlenhydraten, sind aber dafür bekannt, eingelagerte Harnsäuren aus dem Organismus zu lösen.

Ein bedeutender Effekt nicht nur für Gichterkrankungen, sondern auch für die Stoffwechselreinigung während der Darmsanierung.

Wer doch einmal etwas Fleisch oder Fisch genießen möchte, kann das an einem Schlemmertag gerne tun. Allerdings sollte die Fisch- bzw. Fleischbeilage dann immer mit viel Salat verzehrt werden, um den Säure-Basen-Haushalt im Gleichgewicht zu halten.
Eine schlechte Kombination sind dagegen Fleisch bzw. Fisch und Beilagen wie Reis oder Nudeln. Hier treffen zwei säurebildende Komponenten aufeinander, was die Übersäuerung verschlimmern könnte.

Es geht bei einer basischen Ernährung also immer auch darum, Nahrungsmittel sinnvoll zu kombinieren, um für einen geeigneten Basenausgleich zu sorgen.

******

Entgiftung des Körpers auf natürlicher Basis

Grundsätzlich ist unser Körper darauf ausgelegt, sich selbst zu entgiften.
Hierzu haben wir folgende Entgiftungsorgane:

- Leber
- Niere
- Lunge
- Darm
- Haut
- Lymphsystem

Allerdings wird ihm das aus vielerlei Gründen bedauerlicherweise immer schwerer gemacht, den Organen immer mehr zugemutet, sie werden dadurch überlastet und benötigen deshalb dringend unsere Unterstützung.
Du konntest dazu schon in den vorangegangenen Kapiteln einiges lesen.

Giftstoffe sammeln sich über Jahre im Körper an, das ist ein schleichender Prozess. Sie sind in vielen Dingen des täglichen Lebens enthalten wie zum Beispiel in Seife, Shampoo, Wasch- und Putzmitteln, Medikamenten u.v.m.

Aber auch indirekt erfolgt eine Belastung mit Herbiziden, Fungiziden, Pflanzenschutzmitteln etc.

Für eine erfolgreiche Entgiftung braucht unser Körper vor allem ***Mikronährstoffe, sekundäre Pflanzenstoffe*** und ***Aminosäuren.***
Diese sind in hochwertiger Nahrung und Nahrungsergänzungsmitteln enthalten.
Noch mal als Erinnerung: „Du bist, was Du isst!“

Weißt Du übrigens, was Dein Gewicht mit den Giftstoffen in Deinem Körper bzw. der Entgiftung zu tun hat?

Bei der Frage, warum man übergewichtig ist, kommt meist schnell die recht oberflächliche Antwort: „Zu viel Essen, zu wenig Bewegung!“
Das ist aber nur die Spitze des Eisbergs, die Ursachen gehen meist viel tiefer.
Angst, Einsamkeit, Ärger, Wut, Ekel, Scham, Neid sind negative Empfindungen, die dazu führen, dass es im Körper in irgendeiner Art und Weise zu einer „Stressreaktion“ kommt.
Und wenn wir kein gutes Gefühl haben, tun wir alles dafür, um uns wieder besser zu fühlen.
Sei es nun Fernsehen, Alkohol, Zigaretten, Shoppen etc. – alles Dinge, die uns dabei helfen sollen, uns gut zu fühlen, im Grunde aber sind sie, wenn wir ganz ehrlich zu uns selbst sind, nur „Ersatzbefriedigungen“.

Und dass Essen als weitere Aufzählung an die erste Stelle dieser Liste gehört, ist wohl auch wenig verwunderlich.
Wer kennt sie nicht, die sogenannte „Nervennahrung"? Die Tüte Chips, der Schokoriegel, Gummibärchen ......

Unter Stress wollen Menschen in irgendeiner Art und Weise „Sicherheit" verspüren als Ausgleich dazu, das ist ihnen ein großes Bedürfnis.
Und was gibt ihnen – in vielen Fällen – vermeintlich „Sicherheit"?
Eine spannende Frage und die Antwort findet sich zum großen Teil auf evolutionärer und unbewusster Ebene:

Schon immer sicherte **Körperfett** das Überleben, seit Urzeiten ist der Mensch darauf bedacht, nicht zu verhungern.
Allerdings hat Körperfett auch einen riesengroßen Nachteil, der vielen von uns vielleicht gar nicht bewusst ist:

Unser Körper ist schlau und stetig bemüht, sich selbst gesund zu erhalten.
Deshalb greift er zu einer „List" und lagert Giftstoffe, die er nicht verstoffwechseln kann, einfach im Fettgewebe ab!
Dort können sie keinen Schaden anrichten, sind sicher einschlossen.

Wenn man nun weiter denkt, bedeutet das im Umkehrschluss aber auch Folgendes:
Sobald wir versuchen, unser Gewicht zu reduzieren, abnehmen wollen, greifen wir damit ja eben genau dieses Fettgewebe an!
Unserem Körper signalisiert das „Achtung - Gefahr!“, denn die eingelagerten Giftstoffe würden ja wieder „aktiviert“, der Körper bzw. die Organe dadurch womöglich geschädigt .....

Kannst Du jetzt nachvollziehen, warum es sich häufig recht schwierig gestaltet, wenn man abnehmen will?
Hier spielt der Schutzmechanismus unseres Körpers eine nicht unwesentliche Rolle.

Empfehlung:

Wenn Du Dein Gewicht reduzieren möchtest und das nicht so recht gelingen will – trotz Ernährungsumstellung, Sport usw. -, dann denke doch mal darüber nach, zuerst eine **Entgiftung** zu machen.
Damit werden die eingelagerten Giftstoffe aus dem Körperfett gelöst, ausgeschwemmt und können keinen Schaden mehr verursachen.
Und dann besteht für den Körper auch kein Grund mehr, noch länger an dem Fettgewebe festzuhalten. ☺

Entgiftung fängt bereits an mit einfachen Dingen wie

☺ **gesunde Ernährung**
☺ **eine positive Lebenseinstellung**
☺ **bewusste Atmung.**

Bewährt zur Entgiftung bzw. zu deren Unterstützung haben sich aber auch **Mittel, die uns die Natur zur Verfügung** stellt.
Die wichtigsten stoffwechselaktivierenden und entgiftenden Lebensmittel sind:

Grünes Blattgemüse wie ***Spinat, Mangold, alle Kohlarten,*** hier auch ***Pak Choi*** (chinesischer Senfkohl oder chinesischer Blätterkohl genannt, ein naher Verwandter des Chinakohls) und ***bittere Salate***.
Sie alle haben einen hohen Anteil an Bitterstoffen, die unsere Verdauungsorgane benötigen.

Artischocken kurbeln die Gallensaft-Produktion an und sind perfekte Verdauungs-Booster.

Sprossen sind reich an Vitamin A und K sowie Antioxidantien und eine hervorragende Quelle für Ballaststoffe, die bei der Verdauung von großer Bedeutung sind.

Sie tragen zur Herzgesundheit bei und helfen, den Säure-Basen-Haushalt in Balance zu bringen, was ein entscheidendes Kriterium für den Stoffwechsel und die Entgiftungsleistung ist.

Wurzelgemüse wie ***Möhren*** und ***Rote Beete*** haben einen hohen Anteil an Antioxidantien, ebenso ***Blumenkohl, Brokkoli*** und ***Rosenkohl***.
Letztere enthalten Schwefel, der dabei hilft, Schadstoffe und Umweltgifte aus dem Körper auszuscheiden.
Vor allem Brokkolisamen sind ein bekanntes und effektives Mittel zur Entgiftung und werden auch zur Krebsprävention und Therapie genutzt.

Entgiftend wirken auch **Zitrusfrüchte**, vor allem die ***Zitrone*** und die bittere ***Grapefruit***.
Wenn Du morgens auf nüchternen Magen einen halben Liter zimmerwarmes Wasser mit dem Saft einer ausgepressten Zitrone trinkst, bewirkt das, dass alles, was der Körper nachts entgiftet hat, schnell ausgeschieden werden kann.

Ebenfalls nicht fehlen sollten **Wildkräuter**.
Das beste Biogemüse kommt nicht ansatzweise an die Nährstoffdichte von Wildkräutern heran. Sie enthalten eine große Menge an Chlorophyll, das sehr entgiftend wirkt, und viele sekundäre Pflanzen- und wichtige Mineralstoffe.

Allen voran zum Beispiel ***Löwenzahn***, ***Pfefferminze*** und ***Brennnesseln***, sie machen sich besonders gut in grünen Smoothies.

Allerdings ist hier beim Sammeln – vor allem in Waldnähe - Vorsicht geboten wegen des Fuchsbandwurms!

Gänseblümchen sind nicht nur hübsch anzusehen, sondern in der Volksmedizin auch bekannt für ihre blutreinigende Wirkung, als Leber-, Galle- und Magenmittel sowie zur Stoffwechsel- und Appetitanregung.
Es hilft sowohl bei Leberbeschwerden als auch bei Hauterkrankungen.

Die ***Mariendistel*** regt die Verdauung an und hilft ebenfalls bei der Leberentgiftung.
Mit dem Wirkstoff *Silymarin* fördert sie die Regenerationsfähigkeit und Selbstheilungskräfte der Leber, der Leber- und Gallenstoffwechsel wird angekurbelt.

Die **Süßwasseralge** ***Chlorella*** ist bekannt für ihre entgiftende Wirkung und reich an Chlorophyll, Fettsäuren, Eiweiß und Vitaminen, so auch Vitamin B12, das eine ganze Reihe grundlegender Stoffwechselvorgänge im Körper beeinflusst.

Die ***Braunalge*** bindet Schwermetalle und Toxine und unterstützt bei deren Ausleitung. Darüber hinaus enthält sie viel natürliches Jod.
Ihr weiterer Inhaltsstoff *Fucoidan* schützt vor Entzündungen und wirkt gegen sie. Deshalb ist sie sehr wertvoll vor allem bei Infektionen mit dem Magenkeim *Heliobacter pylori*, aber auch bei Nierenschwäche, Rheuma, Arthrose und Herz-Kreislauf- sowie Darmerkrankungen.

Die Heilerde ***Zeolith*** bindet zwar Toxine – aber Vorsicht ist geboten:
Zeolith enthält Aluminium!!!
Deshalb ist es bei einem entzündeten Darm nicht empfehlenswert.
Wenn das Pulver zu fein ist, besteht die Gefahr, dass das Aluminium in den Blutkreislauf gelangt und sich in Organen und Zellen ablagert.
Hier solltest Du vorher unbedingt genau abklären, wie es um Deinen Darm bestellt ist oder lieber gleich auf andere Produkte ausweichen!

Rohkost hilft ebenfalls bei der Entgiftung!
Allerdings solltest Du Dich vorsichtig und langsam herantasten, denn unter Umständen kann der Körper sonst sehr heftig reagieren, wenn er durch eine zu schnelle Entgiftung und die große Menge an freigesetzten Giftstoffen überfordert wird.

Das gilt im Übrigen für alle eben genannten Nahrungs- und Nahrungsergänzungsmittel!

Hinweis:

Wundere Dich nicht, wenn sich am Anfang einer Entgiftung vielleicht alte Symptome bzw. Schmerzen wieder zeigen.
Das ist im Grunde ein gutes Zeichen und deutet darauf hin, dass Dein Körper beginnt, sich zu entgiften. Er befördert nun buchstäblich „den alten Sch.....“ zutage! ☺
Und was sich über Monate oder gar Jahre im Körper abgelagert hat, benötigt eben auch eine gewisse Zeit, um wieder ausgeschieden zu werden. Hab‘ also keine Angst und bleib‘ dran!

Du kannst eine Entgiftung grundsätzlich aktiv unterstützen, indem Du in dieser Zeit sehr viel Wasser trinkst, die Giftstoffe werden so schneller aus dem Körper gespült.

Als Anhaltspunkt gilt hier:
Ca. 30 ml Wasser pro Kilogramm Körpergewicht plus einen weiteren Liter zur Ausspülung der Toxine. Je mehr Körpergewicht vorhanden ist, desto mehr solltest Du während einer Entgiftung trinken.

******

Wasser – wichtig für einen gut funktionierenden Darm!

An das vorige Kapitel anknüpfend möchte ich hier nochmals auf die Flüssigkeitszufuhr im Allgemeinen eingehen.

Unser Körper besteht zu einem Großteil aus Wasser, deshalb benötigt er auch viel Flüssigkeit um gesund zu sein und zu bleiben.
Im Laufe des Lebens verändert sich der Wasseranteil. Während er bei Säuglingen 80 bis 85 Prozent beträgt, liegt er bei einem Erwachsenen bei ca. 70 Prozent und nimmt mit höherem Alter weiter ab auf ca. 50 Prozent.

Gerade **für das Immunsystem und den Darm ist eine ausreichende Flüssigkeitszufuhr besonders bedeutsam.**

Zum einen benötigen die Schleimhäute bzw. das Immunsystem ausreichend Flüssigkeit, damit sie angreifende Viren und Bakterien optimal abtransportieren können.
Zum anderen ist der Darm für die Aufnahme und Abgabe des Wassers im Körper von besonderer Bedeutung.

Das Wasser, das wir trinken, wird vom Darm aus ins Blut aufgenommen - von dort wird der ganze Körper damit versorgt.

65 Prozent der aufgenommenen Flüssigkeit werden allein im Dünndarm mit Nährstoffen angereichert und in den Blutkreislauf abgegeben. Die Aufnahme der restlichen 35 Prozent erfolgt über den Dickdarm.
Hierzu findet ein hoher Wasseraustausch statt zwischen dem Inhalt des Darms und der Darmwand, es werden dazu rund 9 bis 10 Liter Flüssigkeit im Körper verwendet, damit der Nahrungsbrei aufgeweicht und ihm die Nährstoffe entzogen werden können.

Wasser reguliert auch die Darmtätigkeit und gibt dem Kot die entsprechende Konsistenz, damit er optimal durch die Darmschlingen hindurch nach draußen befördert werden kann.
Eine zu geringe Flüssigkeitszufuhr erhöht die Gefahr einer Verstopfung.

Die Mindestmenge an Flüssigkeit pro Tag sollte bei 1,5 Litern liegen.
Je nach Körpergewicht, Tätigkeit und Klima sind 2,5 bis 3 Liter empfehlenswert.

Am besten ist pures, reines Wasser für den Körper, zwischendurch können aber auch andere Getränke einen zusätzlichen Boost geben.
Dazu gehört zum Beispiel grüner Tee, der reich an Antioxidantien ist und das Immunsystem zusätzlich unterstützt.

******

Werde aktiv – komm‘ in Bewegung!

Ein Mangel an Bewegung begünstigt ein „schlechtes“ Darmmilieu und Darmprobleme. Der Darm wird träge und es erhöht sich das Risiko, dass krankmachende Keime sich vermehren oder in den Körper eindringen können (geschwächtes Immunsystem).

Gerade wenn man einen Beruf hat, bei dem man hauptsächlich drinnen ist und/oder viel sitzt, ist Bewegung extrem wichtig.
Der Darm ist nämlich gar nicht davon entzückt, wenn man nach Feierabend auf dem Sofa chillt, Serien o.ä. schaut und nebenher zum Beispiel Currywurst/Pommes, eine Tüte Chips oder eine Tafel Schokolade verputzt.

Bewegung wirkt sich auch positiv auf das Immunsystem aus.
Vor allem beim Sport wird vermehrt Adrenalin ausgeschüttet, welches die Abwehrzellen stimuliert, sich zu vermehren.
Kommt der Körper nach der sportlichen Betätigung dann zur Ruhe, sinkt der Adrenalinspiegel wieder und ebenso die Anzahl der Abwehrzellen.

Durch dieses Auf und Ab wird das Immunsystem trainiert, es ist dadurch aktiver und kann schädliche Zellen effektiver beseitigen.

Natürlich musst Du nun aber nicht gleich zur Sportskanone mutieren oder gar für einen Marathon trainieren, es reicht schon, wenn Du täglich mindestens eine halbe Stunde raus gehst, Deinem Körper frische Luft und Sonne gönnst und statt dem Auto mal das Fahrrad benutzt oder dem Aufzug die Treppe vorziehst.

Ob nun ein Spaziergang, eine Trainingseinheit oder Laufrunde, Schwimmen oder Wandern o.ä. – das alles unterstützt Deinen Körper und wie gesagt auch das Immunsystem. Es kurbelt die körpereigene Produktion von Vitamin D an und das ist ein absoluter Immun-Booster. Besonders das ***Vitamin D3*** ist wichtig, ohne das könnten die Immunzellen gar nicht richtig arbeiten.

Bewegung fördert zudem die Darmperistaltik, die inneren Organe werden dadurch „massiert“ und einer Verstopfung kann so vorgebeugt werden.

Wenn Du Dich schwer damit tust, allein in Bewegung zu kommen, dann ist es oft hilfreich, sich dafür mit Freunden zum Sport oder Spaziergang zu verabreden. Das motiviert zum einen und macht zum anderen gleich viel mehr Spaß.

Tiefe, intensive Atmung wirkt sich ebenfalls positiv auf den Darm aus. Auch so kann man ihn in Bewegung bringen und entspannt dazu noch „nebenbei".

Atme mehrmals täglich dafür tief und bewusst in den Bauch. Das mobilisiert den Darm und ist auch sowas wie eine leichte Massage für ihn.

******

Ruhe und Schlaf gehört auch dazu!

Ausreichend Schlaf ist wichtig für die Gesundheit und den Körper, denn in diesen Phasen tankt er Energie und das Immunsystem kann effektiv arbeiten, ohne durch äußere Einflüsse abgelenkt und gestört zu sein.
Es konzentriert sich auf die Eindämmung von Krankheitserregern und Entzündungen und produziert während des Tiefschlafs eine Vielzahl von Abwehrzellen.

Bei wissenschaftlichen Untersuchungen wurde festgestellt, dass kurzlebige Abwehrzellen tagsüber erworbene Daten an die langlebigen Zellen weitergeben und auf diese Art und Weise das „Gedächtnis“ des Immunsystems trainieren.

Es wird eine **durchschnittliche Schlafzeit von sieben bis acht Stunden pro Tag empfohlen,** jedoch variiert das von Mensch zu Mensch.
In der Regel zeigt Dir Dein Körper, wie viel Schlaf er benötigt und wie viel „genug“ für Dich ist, damit Du Dich fit und leistungsfähig fühlst.
Übrigens regeneriert der Körper in den Abendstunden vor 24 Uhr am besten – vor allem, wenn Entzündungen vorliegen.

Natürlich kann man guten Schlaf nicht „bestellen", jedoch kann man einiges dafür tun, was den Schlaf-Wach-Rhythmus in Harmonie bringt und einen erholsamen Schlaf unterstützt.
Das Stichwort hierzu: **Schlafhygiene!**

Angefangen bei einem Raum, in dem man sich wohlfühlt und leichter zur Ruhe kommt.
Richte Dir Dein Schlafzimmer deshalb als „Wohlfühloase" ein mit Lichtquellen, die warmes Licht verbreiten und sich dimmen lassen. Der Raum sollte sich gut abdunkeln lassen, um Lichteinfall von draußen zu vermeiden.
Auch gehören kein Fernseher bzw. elektrische Geräte ins Schlafzimmer (Elektrosmog).
Störende Geräusche sollten nach Möglichkeit abgestellt werden, notfalls sind Ohrstöpsel hilfreich.
Die Raumtemperatur sollte so sein, dass man weder friert noch schwitzt, denn beides würde zu körperlichem Stress führen und man schläft schlechter.
Ein weiteres Kriterium ist eine gute Matratze, auf der Du entspannt und bequem schlafen kannst und die nicht zu Rückenbeschwerden und Verspannungen führt.

Ein Mangel an Schlaf führt zu einem erhöhten Bedarf an zusätzlichen Energiequellen und der *Leptinspiegel*, der den Appetit kontrolliert, ist stark reduziert.

Die Zeitschrift „Psychologie Today“ stellte in einer Umfrage fest, dass Schlafentzug zum einen die Gehirnfunktionen erheblich beeinflusst und zum anderen auch dafür verantwortlich ist, dass schlechtere Entscheidungen getroffen werden.
Das erklärt den Haufen an ungesunden Snacks, Fastfood und Süßigkeiten, zu denen man gern greift, wenn man gestresst ist und unter Schlafentzug leidet.
Das kann sich dann auch ganz schnell auf der Waage durch eine Gewichtszunahme bemerkbar machen und zudem das Darmwohl erheblich gefährden.

Konzentrationsschwierigkeiten sind eine weitere Folge von Schlafentzug, der auch langfristige gravierende Schäden verursachen kann, wenn er zum Dauerzustand wird.
Forscher der George-Washington-Universität haben festgestellt, dass Schlafentzug bzw. zu wenig Schlaf mit verantwortlich ist für ernsthafte Erkrankungen wie Herzkrankheiten, Bluthochdruck, Schlaganfälle und chronischen Erkrankungen – also auch das Reizdarmsyndrom!

Für mehr Ruhe und Gelassenheit am Abend vor dem Einschlafen gibt es unzählige Möglichkeiten. Sei es ein Abendspaziergang mit viel frischer Luft, Meditation, Yoga, bewusste Atemübungen oder eine schöne Tasse Rosen-, Baldrian- oder Jasmintee.

Weiter kannst Du Deinem Körper und dem Darm neben der Erholung durch den Schlaf nachts noch mehr Gutes tun.
So ist es empfehlenswert, ca. 2 Stunden vor dem Schlafengehen auch regelmäßig ein Glas ***Kefir*** oder ***Kombucha*** zu trinken.

Außerdem kannst Du den Omega-3-Bedarf des Körpers mit entsprechenden Produkten optimieren sowie mit Superfoods, die ***Vitamin D3*** und ***Omega-3-Fettsäuren*** enthalten.

Probiere einfach aus, was für Dich persönlich das Beste ist, um abends zur Ruhe zu kommen.

******

Kennst Du Deinen Vitalstoffstatus?

Bei gesundheitlichen Problemen – vor allem was den Darm anbelangt – ist es immer ratsam, beim Arzt oder Heilpraktiker eine **Blutuntersuchung** durchführen zu lassen, um den **Vitalstoffstatus** zu **überprüfen** und festzustellen.

Nur wenn Vitalstoffe und Darmbakterien in ausreichender Menge vorhanden sind, ist dem Körper eine Regeneration der Schleimhäute und des Gewebes möglich, er kann entgiften, essenziell wichtige Enzyme und Neurotransmitter zur Verfügung stellen und Entzündungen abbauen.
Die wichtigsten Parameter bei dieser Überprüfung sollten folgende sein:

- Vitamin B6 und B12
- Vitamin D, vor allem D3,
- Omega-3-Fettsäuren
- Folsäure
- Zink
- Magnesium
- Eisen

Ebenfalls kann eine **Stuhlprobe** sehr aufschlussreich sein, wie es um Dein Mikrobiom bestellt ist.

Die Schulmedizin kann bei Schüben von CED Abhilfe schaffen und die akuten Symptome bekämpfen, jedoch gibt es auch natürliche und rezeptfreie Mittel bzw. Nahrungsergänzungsmittel, die hilfreich sind und die Du zur Unterstützung Deines Körpers regelmäßig und unkompliziert einnehmen kannst.

Im folgenden Kapitel erhältst Du eine kurze Übersicht über die wichtigsten Nährstoffe, Vitamine, Mineralstoffe und Spurenelemente, die Dein Körper und ganz besonders Dein Darm benötigt.

******

Nährstoffe & Co. - die Booster für den Körper

Für den Körper, das Immunsystem und den Darm gibt es eine Vielzahl von fleißigen Helfern.
Es liegt an Dir, alle Zellen Deines Körpers mit einer ausreichenden Menge dieser Fitmacher durch einen vielseitigen und abwechslungsreichen Speiseplan zu versorgen.
Mit jeder Mahlzeit triffst Du eine Entscheidung, ob Du Deinem Körper gesunde Nahrungsmittel zuführst oder nicht.

Nährstoffe

sind Nahrungsbestandteile, die uns Energie liefern in Form von ***Kohlenhydraten, Fett, Eiweiß, Ballaststoffen*** und ***Wasser***.

Hier möchte ich vor allem die **Omega-Fettsäuren** erwähnen:
Wenn das Verhältnis der Omega 3- zu den Omega 6-Fettsäuren im Blut nicht optimal ist, kann sich das ungünstig auf Entzündungen im Körper auswirken und somit auch auf einen Reizdarm.

Eine Ergänzung bzw. entsprechende Anpassung trägt hier zur Verbesserung bei und reduziert Entzündungen.

Weitere Nahrungsbestandteile mit ebenso großer Bedeutung für die Stoffwechselvorgänge im Körper, die Zellerneuerung, das Wachstum und die Organfunktionen sind **Vitamine, Mineralstoffe** und **Spurenelemente**.
Ein kurzer Überblick ...

Vitamine

Es gibt insgesamt dreizehn Vitamine:

☺ **Vitamin A** (*Retinol*)
☺ **Vitamin B1** (*Thiamin*)
☺ **Vitamin B2** (*Riboflavin*)
☺ **Vitamin B3** (*Niacin*)
☺ **Vitamin B5** (*Pantothensäure*)
☺ **Vitamin B6** (*Pyridoxin*)
☺ **Vitamin B8** (*Biotin*)
☺ **Vitamin B12** (*Cobalamin*)
☺ **Vitamin C** (*Ascorbinsäure*)
☺ **Vitamin D3** (*Cholecalciferol*)
☺ **Vitamin E** (*Tocopherol*)
☺ **Vitamin K** (*Phyllochinon*)
☺ **Folsäure**

In Bezug auf die **Darmgesundheit** sind folgende Vitamine ganz besonders wichtig:

Vitamin A, C, B6 und E

Im Körper entstehen durch diverse Stoffwechselprozesse die sogenannten „freien Radikalen“ – aggressive Sauerstoffverbindungen, die die Gefäßwände schädigen können.
Die Vitamine A, B6 und E gehören zu den Antioxidantien, schützen die Zellen und die Schleimhäute und unterstützen die Antikörperproduktion.
Vitamin C hat ebenfalls antioxidative Eigenschaften, wirkt entzündungshemmend, schützt vor Bakterien und Viren und trägt dazu bei, dass Spurenelemente und Mineralien wie Zink und Eisen vom Körper besser aufgenommen werden können.

<u>Vitamin A</u> ist vor allem in Möhren, Grünkohl, Spinat, Feldsalat und Aprikosen enthalten.
<u>Vitamin B6</u> findet sich unter anderem in Reis, Hirse, Kartoffeln, Vollkornprodukten und in Bananen wohingegen <u>Vitamin E</u> in Nüssen, Getreidekeimen und hochwertigen Pflanzenölen enthalten ist.
<u>Vitamin C</u> ist nicht nur in Zitrusfrüchten enthalten, sondern auch in dunklem Blattgemüse, Kohlgemüse, Petersilie und Brokkoli.

Vitamin D – das „Sonnen-Vitamin“

Beinahe jeder Mensch in unseren Breitengraden hat einen Vitamin D-Mangel und gerade bei chronisch-entzündlichen Darmerkrankungen stellt das ein großes Problem dar.
Studien zeigen, dass eine Optimierung des Vitamin D-Wertes zu einer spürbaren Verbesserung sowohl der Krankheitsaktivität als auch der Lebensqualität der Betroffenen führt.

Vitamin D trägt außerdem zur Härtung der Knochen und Zähne bei, indem es den Körper dabei unterstützt, Kalzium aus den Lebensmitteln aufzunehmen, ist an diversen Stoffwechselvorgängen beteiligt und beeinflusst die Muskeln positiv.

Den höchsten Vitamin D-Gehalt haben tierische Quellen wie Lebertran und fettige Fische wie zum Beispiel Kabeljau, Thunfisch, Makrelen, Lachs und Hering.
Aber auch Margarine, Butter, Milch, Leber, verschiedene Fleischsorten, Hühnereier, Haferflocken, Süßkartoffeln, Steinpilze und Shiitake Pilze, Löwenzahn und Sprossen enthalten dieses Vitamin.

Der wichtigste Vitamin D-Lieferant ist aber ..... die Sonne!!! ☺

Sie stellt uns ca. 80 bis 90 Prozent davon zur Verfügung und wir können die körpereigene Vitamin D-Produktion ankurbeln, indem wir uns pro Tag wenigstens 10 bis 15 Minuten im Freien aufhalten, natürlich ist mehr noch viel besser!

Mineralstoffe

Zu den Mineralstoffen zählen

☺ **Magnesium**
☺ **Chlorid**
☺ **Kalzium**
☺ **Kalium**
☺ **Phosphor**
☺ **Natrium**
☺ **Schwefel**

Anders als die Vitamine sind sie sehr einfach gebaut und liefern auch keine Energie.
Jedoch stehen sie in enger Verbindung mit den Vitaminen und sind unabdingbar für den Bau von Blutzellen, Hormonen, Zähnen und Knochen, Gewebe, die Aktivität von Enzymen und die Weiterleitung von Reizen im Körper sowie den ungestörten Ablauf des gesamten Körperhaushalts.

Lebensmittel mit einem hohen Mineralstoffgehalt sind unter anderem Grünkohl, Spinat, Brokkoli, Feldsalat, Fisch, Soja, Käse, Milch, Bananen, Eier, Pilze, Nüsse und Aprikosen.

Spurenelemente

Zu den Spurenelementen gehören unter anderem

☺ **Chrom**
☺ **Eisen**
☺ **Fluor**
☺ **Jod**
☺ **Kupfer**
☺ **Mangan**
☺ **Selen**
☺ **Zink**

Spurenelemente werden vom Körper in nur sehr geringen Mengen benötigt, sind jedoch für das Immunsystem und somit auch den Darm von besonderer Bedeutung, erfüllen dort wichtige Aufgaben, wirken entzündungshemmend und unterstützen das Zellwachstum und die Bildung von Antikörpern.
Vor allem **Zink** ist hier zu erwähnen, welches zum Beispiel in Haferflocken, Hülsenfrüchten und Kürbiskernen enthalten ist.

Außerdem noch **Selen**, das in Fleisch, Fisch, Eiern, Kohl- und Zwiebelgemüse, Linsen, Spargel, Pilzen und Nüssen vorkommt.

Wie Du siehst gibt es eine Vielzahl von Lebens- und Nahrungsmitteln, mit denen Du Deinen Speiseplan abwechslungsreich und vielseitig gestalten und den täglichen Bedarf an Nährstoffen, Vitaminen, Mineralstoffen und Spurenelementen decken kannst.
Hier kommt es einfach auf eine ausgewogene und aufeinander abgestimmte „Mischung“ an, um Deinen Körper bestmöglich zu unterstützen.

Wichtig zu wissen ist noch, dass bestimmte Stoffe die Aufnahme der gesunden Nährstoffe verringern können aufgrund ihrer entzündungsfördernden Eigenschaften.
Hierzu gehören zum Beispiel Alkohol, Kaffee und schwarzer Tee.

****

Superfoods – Deine Darmbakterien lieben sie!

Der Begriff „Superfood“ wird in den letzten Jahren immer häufiger verwendet (und leider auch häufig für Werbezwecke „missbraucht“), doch was steckt denn eigentlich genau hinter diesem Begriff?

Im Allgemeinen versteht man darunter *„ein nährstoffreiches Lebensmittel, welches besonders förderlich für das Wohlbefinden und die Gesundheit ist“* – allerdings ist das meines Erachtens nach eine recht weitläufige Definition.

Zwar steht auf vielen Verpackungen der Begriff „Superfood“ drauf (macht sich verkaufstechnisch ja besser), doch sind oft nur sehr geringe Mengen davon tatsächlich auch enthalten.

Von einem „Superfood“ sollte erst gesprochen werden, wenn dieses entsprechende gesundheitsfördernde Eigenschaften aufweist und – ganz wichtig! – auch regelmäßig in ausreichenden Mengen verzehrt wird.

Ein „Superfood“ ist für mich persönlich ein möglichst naturbelassenes Lebensmittel entweder aus Wildwuchs oder aus einem Bio-Anbau mit einer großen Menge an wertvollen Nähr- und Vitalstoffen.

Auch scheint es mir (unverständlicherweise) recht „trendy“ zu sein, wenn sogenannte Superfoods teuer sind und aus aller Herren Länder importiert werden.
Doch muss das tatsächlich immer sein?
Viele dieser Superfoods wachsen nämlich auch bei uns quasi direkt vor der Haustüre und man bekommt sie für wenig Geld, wenn nicht gar völlig kostenlos.

Das sind zum Beispiel unter anderem

☺ **Brennnesseln**
☺ **Brokkoli(sprossen)**
☺ **Heidelbeeren**
☺ **Ingwer**
☺ **Kartoffeln**
☺ **Knoblauch**
☺ **Kurkuma**
☺ **Löwenzahn**
☺ **Oregano**
☺ **Petersilie**
☺ **Walnüsse**
☺ **Wildkräuter**

Ein kurzer Überblick darüber, **was Dein Darm und Deine Darmbakterien besonders lieben:**

Brennnesseln
Zwar ist es recht unangenehm, wenn man sie berührt (Handschuhe sind also empfehlenswert), doch enthält die Brennnessel viel Vitamin A, C, E und K. Sie hat zudem sogar mehr Vitamin C als eine Orange und macht sich ausgesprochen gut in einem Smoothie oder als Beilage zum Essen, wenn man sie zuvor kurz in einer Pfanne blanchiert.

Brokkoli
enthält Vitamin C, Kalzium, Kalium, Eisen, Folsäure und Betacarotin. Da seine Inhaltsstoffe recht empfindlich sind, sollte er entweder roh, nur leicht gedünstet oder fermentiert gegessen werden. Kochen schadet den Nährstoffen!

Grüne Säfte
Hergestellt werden grüne Säfte nur aus grünem Gemüse, Kräutern, Wildkräuter und Sprossen, die man in einer Saftpresse auspresst.
Nicht enthalten ist Obst und auch kein Wurzelgemüse wie zum Beispiel Möhren.
Sie sind ein „Detox-Wunder“, enthalten große Mengen an Vitaminen, sekundären Pflanzenstoffen, Chlorophyll und Mineralstoffen.

Die Bitterstoffe regen den Stoffwechsel und den Gallenfluss an, stimulieren die Mitochondrien und versorgen den Körper mit allem, was er braucht – vor allem auch bei der Entgiftung.
Für die Verdauung von grünen Säften wird kaum Energie benötigt, allerdings muss man sich erst an den bitteren Geschmack gewöhnen.

Heidelbeeren
sind reich an den Vitaminen A, E und C, wirken entzündungshemmend und zellschützend.

Ingwer & Kurkuma
werden zwischenzeitlich auch erfolgreich in Deutschland angebaut und man nennt sie zu Recht „Wunderknollen“, denn sie wirken antibakteriell, entzündungshemmend, weil sie die Entzündungswege blockieren, sind wärmend und schleimlösend.

Kalte Kartoffeln
Sie machen satt und Deine Darmbakterien lieben dieses „Futter“.
Hier ist aber zu beachten, dass die Kartoffeln nach der Zubereitung zuerst wieder erkalten müssen, denn nur dann wandeln sich die enthaltenen Kohlenhydrate in resistente Stärke um, die so wertvoll ist für die Darmbakterien.
Diese bleibt auch nach dem Wiederaufwärmen erhalten.

Knoblauch
enthält eine große Menge an Antioxidantien, Kalium, Selen und Vitaminen.
Das ebenfalls enthaltene *Allicin* hemmt das Wachstum von Pilzen und Bakterien und ist dadurch ein natürliches Antibiotikum.

Sprossen
enthalten viele Vitamine, Antioxidantien und Mineralien und vielfältige sekundäre Pflanzenstoffe.
Durch das Keimen innerhalb weniger Tage vervielfältigen sie den Gehalt an den enthaltenen Vitaminen A, C und E sowie dem Vitamin B-Komplex.

Walnüsse
enthalten neben dem Vitamin E, eines der stärksten Antioxidantien, auch einen hohen Anteil an ungesättigten Fettsäuren.

Weiter **zu empfehlen für einen Wohlfühldarm** sind zudem

☺ **Beeren**
☺ **frische Kräuter (Rosmarin, Thymian, Oregano, Beifuß, Wermut, Aloe Vera)**
☺ **grüner Tee**

☺ **grünes Gemüse, Zwiebelgewächse**
☺ **Knochenbrühe**
☺ **Naturjoghurt**
☺ **Pilze (Reishi, Löwenmähne)**
☺ **Probiotika** (Milch-/Wasserkefir, Kombucha, Sauerkraut + Sauerkrautsaft)
☺ **Fermente**

Zu letzteren kommen wir ausführlich im nächsten Kapitel!

******

Lebensmittel selbst fermentieren

– Kraftfutter für unsere Darmbakterien

Das was vor Jahrhunderten unsere Vorfahren bzw. die Großmütter schon machten (zum Beispiel mit Sauerkraut), galt lange Zeit als veraltet, doch in den letzten Jahren hält dieser „Trend“ erfreulicherweise wieder starken Einzug in die Küchen!

Fermentieren ist zum einen eine nachhaltige Form der Essenszubereitung oder auch „Kochen ohne Hitze“ und zum anderen eine wertvolle Nahrungsergänzung, die dem Körper viele wichtige Mineralstoffe, Vitamine (vor allem Vitamin C) und Enzyme bietet, gerade wenn es „im Darm nicht ganz rund läuft“ und man von Blähungen, Durchfall & Co. geplagt wird.

Fermentiertes Gemüse und Obst braucht zwar etwas länger zur Herstellung (oft mehrere Wochen, dann kann man es prima über einen längeren Zeitraum lagern), ist anschließend aber sofort zum Verzehr bereit ohne es kochen zu müssen und schmeckt einfach lecker.

Natürlich gibt es auch in den Supermärkten fermentierte oder eingelegte Lebensmittel fertig zu kaufen, doch von diesen rate ich persönlich ab aus folgendem Grund:
Sie werden zur Haltbarmachung meistens pasteurisiert, also erhitzt, und dabei wird zu einem sehr großen Teil das „Leben" bzw. die nützlichen Mikroorganismen im Gemüse und Obst und die darin enthaltenen Vitamine zerstört. Diese Lebensmittel sind dann oft im wahrsten Sinne des Wortes „tot" und helfen dem Körper nicht mehr.

Vorteile von Fermenten

Durch die ***Milchsäuregärung***, einem organischen Prozess beim Fermentieren, werden frische Lebensmittel länger haltbar gemacht, geschmacklich intensiver und vor allem verträglicher für den Magen-Darm-Trakt.
Das geschieht durch die Aktivität von lebendigen Mikroorganismen, den sehr wertvollen und wichtigen Milchsäurebakterien (*Probiotika*), die die Darmflora und das Gleichgewicht des Darmmilieus äußerst positiv beeinflussen, indem sie Krankheitserreger, schädliche Bakterien, Pilze und andere Parasiten verdrängen und das Immunsystem so optimal bei seiner Arbeit unterstützen.

Sie wandeln Kohenhydrate, wie zum Beispiel Zucker, in Milchsäure um und schaffen so sehr gute Bedingungen im Darm, in denen ganz besonders die „guten“ Darmbakterien überleben können, die wiederum sehr großen Einfluss auf unsere gesamte Gesundheit haben.

Fermente wirken entzündungshemmend und beruhigend auf einen empfindlichen Magen, helfen dort bereits, die Nahrung schon „vorzuverdauen“ und können sogar zur Linderung von Allergien beitragen.
Sie pflegen die Darmschleimhaut und fördern die Aufnahme von wichtigen Vitaminen und Mineralien im Körper.
Es **sind** also **wahre Gesundheitsbomben voller Probiotika**.
Zudem werden die diversen Stoffwechselprodukte der Probiotika an die anderen Organe weitergeleitet und versorgen diese wiederum mit Energie.

Der Geschmack von Fermenten ist anfangs vielleicht etwas gewöhnungsbedürftig, denn durch die Milchsäuregärung schmecken sie natürlich sauer.
Wenn Du jetzt aber Bedenken hast hinsichtlich der Säure, weil Du eventuell unter Sodbrennen leidest oder dazu neigst, dann kann ich Dich beruhigen:

Fermente sind zwar „sauer“, verursachen jedoch kein Sodbrennen!
Bei Sodbrennen wird fälschlicherweise häufig davon ausgegangen, dass zu viel Magensäure produziert wird, doch tatsächlich ist oft genau das Gegenteil der Fall – es ist zu wenig Magensäure vorhanden!

Bedauerlicherweise wird bei vielen gesundheitlichen Beschwerden oft viel zu schnell zu diversen Tabletten gegriffen, auch bei Sodbrennen, um den vermeintlichen Überschuss an Magensäure einzudämmen.
Doch viele Medikamente regen die Magensäureproduktion eher noch an und zwar so stark, dass dadurch für unsere Gesundheit essentiell wichtige Darmbakterien und Nährstoffe vernichtet werden.

Es beginnt dann ein Teufelskreis, denn der Darm wird in seiner Tätigkeit beeinträchtigt, weil ihm diese wichtigen Darmbakterien fehlen, es kommt zu Darmproblemen, die wiederum auf den gesamten Körper und die verschiedenen Organe Einfluss nehmen und dort Probleme verursachen, was dann wiederum mit diversen Medikamenten behandelt wird .... usw.

Dazu konntest Du in den vorherigen Kapiteln schon einiges lesen.

Fermente und auch Fermentsäfte wirken dem entgegen, lindern Symptome und beugen Krankheiten vor.
Sie senken im Darm den pH-Wert und es entsteht ein leicht saures Milieu, in dem krankmachende Organismen wie Fäulnisbakterien oder Pilze sich kaum noch vermehren und ansiedeln können.

Und das bringt einen weiteren positiven Nebeneffekt mit sich:
Bei regelmäßigem Verzehr von Fermenten kommt die Darmflora immer mehr ins Gleichgewicht und auch krankmachende Hefepilze – im Darm sind das meistens die der Gattung *Candida albicans* - werden eliminiert, was wiederum das Verlangen nach Kohlenhydraten und Zucker drosselt. Heißhunger nach Fettigem oder Süßem verschwindet zu einem Großteil – und darüber freut sich dann vielleicht auch die Waage! ;-)

Tipp:
Wenn Du Fermente oder Fermentsäfte „pur" nicht unbedingt magst oder sie Dir zu sauer sind, dann kannst Du sie auch in anderer Form als wertvolle Ergänzung zur Ernährung einsetzen, zum Beispiel als Würzsaft, den Du Deinem Salatdressing oder Saucen beimischst und sie damit abschmeckst oder mische etwas Ferment (z.B. Kraut, Kimchi, Karotten o.ä.) einfach einem Salat bei.

Was eignet sich zum Fermentieren?

Bei Gemüse und Obst gilt grundsätzlich:
Alles, was man roh essen kann, lässt sich auch fermentieren.

Wichtig ist, dass die Lebensmittel möglichst frisch sind – vorzugsweise in **Bio-Qualität**, denn sie enthalten mehr Milchsäurebakterien als anderes Gemüse und Obst und das ist wiederum sehr gut für den Fermentierungsprozess.

Zum Fermentieren eignen sich neben **Gemüse** und **Obst** aber auch **Kräuter** und **Blätter** wie zum Beispiel Brennnessel, Pfefferminze, Zitronenmelisse, Zitronenverbene, Himbeer-, Brombeer- und Erdbeerblätter. Sie entfalten bei der Fermentation ganz besonders gut ihr Aroma und eignen sich dann auch prima für Tee.

Was Du fermentieren möchtest, ist letztlich aber Geschmackssache und ganz Deiner Fantasie überlassen.
Besonders spannend finde ich es, wenn man selbst etwas „experimentiert“ und auch mal Neues und verschiedene Kombinationen von Gemüse, Obst, Gewürzen, Kräutern und/oder Blättern ausprobiert.
Dabei kommen oft die tollsten Geschmackserlebnisse heraus.

Hier ein paar Empfehlungen für Gemüse:

☺ **Kimchi** – mein persönlicher Favorit!
Es stammt ursprünglich aus Korea und besteht aus **Chinakohl**, **Rettich, Frühlingszwiebeln, Knoblauch, Ingwer,** Chiliflocken, Zucker und Fischsauce und enthält sehr viele Vitamine (A, B, C) sowie Mineralstoffe wie Eisen, Kalium und Magnesium, ebenso Antioxidantien.
Man kann es einfach so essen als Snack, auf einem Sandwich, als Beilage zu diversen Gerichten oder als Zutat in Suppen und Salaten verwenden.
Auch anderes Gemüse eignet sich zur Herstellung von Kimchi in Kombination mit diversen Gewürzen, die Fischsauce ist optional (Du kannst sie auch weglassen, wenn Du es vegan magst), ebenso der Zucker.

☺ **Weißkohl** – „Sauerkraut“, der Klassiker!
Er enthält viel Vitamin C, man kann ihn auch kombinieren mit **Rotkohl** und/oder **Grünkohl**.

☺ **Blumenkohl** und **Brokkoli** eignen sich ebenfalls sehr gut zum Fermentieren, enthalten viel Eisen, Kalzium und Mineralstoffe.

☺ **Rosenkohl** enthält reichlich Vitamin A und C, Mineralstoffe wie Kalzium, Kalium, Eisen, Magnesium und sekundäre Pflanzenstoffe. Die enthaltenen Bitterstoffe beruhigen die Magenschleimhaut und regen die Verdauung an.

☺ **Pak Choi** (auch Blätterkohl oder Senfkohl) ist dem Chinakohl sehr ähnlich, hat einen hohen Anteil an Vitamin A und Betacarotin und sorgt für gesunde Schleimhäute – also auch die Darmschleimhaut.

☺ **Karotten** in Kombination mit **roten Zwiebeln** wirken entzündungshemmend und enthalten viele Vitamine.

☺ **Lauch/Porree** ist reich an Ballaststoffen, Vitamin C, Folsäure und Eiweiß. Er enthält Schwefelverbindungen, die den Körper bei der Entschlackung und Entgiftung unterstützen.

☺ **Pastinake,** ein süßlich-würziges und nährstoffreiches Wintergemüse. Sie ist leicht verdaulich, hilft bei Verdauungsbeschwerden und Blähungen, wirkt stuhlregulierend und hat einen höheren Gehalt an Vitamin C und Kalium als die Karotte. Darüber hinaus enthält sie Folsäure und Vitamin E.

☺ **Rote Beete** ist reich an Mineralstoffen wie Eisen, Magnesium, Nitrat, Kalzium, Kalium, Phosphor, dem Antioxidans Betanin, den Vitaminen der B-Gruppe, Vitamin C und Folsäure. Sowohl das Immunsystem als auch der Körper werden unterstützt bei der Blutbildung, der Zellerneuerung und der Verdauung.

☺ **Sellerie** enthält die Mineralstoffe Eisen, Kalzium und Kalium sowie Vitamine der B-Gruppe, Vitamin C und Carotinoide. Er ist reich an Terpenen (Bitterstoffe), regt das Verdauungssystem an und aktiviert die Verdauungssäfte und die Enzyme in Leber, Galle und Bauchspeichelspeicheldrüse.

☺ **Topinambur** ist reich an Inulin, Vitamin A, B1, B2 und Niacin sowie Kalzium, Kalium und Eisen.

Früher war er eine Delikatesse, wurde dann aber von der Kartoffel verdrängt. Im Gegensatz zu dieser hat er aber den Vorteil, dass man ihn auch roh essen und somit fermentieren kann. Er wirkt sehr gut bei Magen-Darm-Beschwerden bzw. beugt diesen vor.

☺ **Knoblauch** wirkt antibakteriell und entzündungshemmend, durch das Fermentieren verliert er seinen scharfen Geschmack.

☺ **Kurkuma** und **Ingwer** haben ebenfalls eine anti-entzündliche Wirkung.

Und es gibt noch mehr Gemüse, das sich zum Fermentieren eignet:

☺ **Fenchel**
☺ **Kohlrabi**
☺ **Kürbis**

☺ **Paprika**
☺ **Radieschen**
☺ **Spargel**
☺ **Spitzkohl**
☺ **Steckrüben**
☺ **Zucchini**

Außerdem lassen sich auch **Pilze** prima fermentieren.

Wer es gern etwas fruchtiger mag, der kann sich auch mal am **Fermentieren von Obst** versuchen.

Empfehlungen für Obst:

☺ **Äpfel**
☺ **Beeren**
☺ **Birnen**
☺ **Orangen**
☺ **Pflaumen**
☺ **Zitronen**

Besonders lecker schmecken Frucht-Fermente auch in Verbindung mit Honig.
Allerdings muss man dabei etwas aufpassen und vor allem nicht zu viel Flüssigkeit dazu geben.
Und das hat folgenden Grund:

Früchte enthalten natürlich mehr Zucker als Gemüse und während der Fermentation zersetzen die Mikroorganismen diesen Zucker, so wie es auch bei der alkoholischen Gärung von Trauben zu Wein geschieht.
Und Du ahnst es schon .... das Ergebnis könnte dann eventuell Met oder etwas anderes Alkoholisches sein. ☺

Je nachdem, was Du fermentieren willst, ob nun Gemüse, Obst, Kräuter, Blätter o.ä., unterscheiden sich die Herstellungsprozesse also etwas voneinander.

Wie wird fermentiert?

Bist Du jetzt neugierig auf Fermente geworden und möchtest das Fermentieren selbst mal ausprobieren?

Dann gebe ich Dir hier eine kurze Anleitung zur sogenannten „***wilden Fermentation***“ von Gemüse, das heißt, sie geschieht ohne „Starter-Kulturen“, sondern nur durch Zugabe von Salz.
Salz verhindert Schimmel und Fäulnis beim Gärprozess, dieser kommt dadurch von alleine in Gang. Zwar dauert die Fermentation so etwas länger als mit Starter-Kulturen, aber dafür hat man dann ein reines Ferment mit tollem Aroma.

Es geht ganz einfach, Du brauchst nicht viel dazu, um anfangen zu können:

- ein **Schneidebrett**,
- ein **Messer**,
- evtl. einen **Hobel** (für Kraut)
- evtl. einen **Stampfer** aus Holz,
  um das Gemüse fest ins Glas zu drücken, z.B. gehobeltes Kraut o.ä.
  Bei Gemüse in Stick-Form (z.B. Gurken, Karotten, Zucchini) oder im Ganzen (z.B. Rosenkohl, Radieschen) entfällt das natürlich. Hier kommt es darauf an, was und in welcher Form Du fermentierst!
- **Salz**
  Ich bevorzuge hier reines Ursalz oder Steinsalz ohne Jod, Folsäure und Fluorid und ohne chemische Zusätze, denn diese hindern die Bakterien am Fermentieren. Damit stelle ich eine 1-5%ige Salzlake her, je nachdem, welche Menge Gemüse es ist und vor allem, was für Gemüsesorte fermentiert werden soll.
  Bei festeren Sorten (z.B. Karotten o.ä.) sollte die Konzentration der Lake bei 1,5-2% liegen, bei weicheren Sorten (z.B. Spargel, Zucchini o.ä.) kann es auch bis zu 5%ig sein.
- evtl. **diverse Gewürze** wie zum Beispiel Chiliflocken, Kümmel, Nelken, Senfkörner, Pfeffer o.ä., da kommt es ganz auf den eigenen Geschmack an, es geht aber auch ohne.

- **ein geeignetes Glas mit Verschluss**, entweder die handelsüblichen Einmachgläser (Weckgläser) mit einem Gummiring und Klammern oder Bügelgläser. Diese haben den Vorteil, dass das beim Gärprozess entstehende Gas von innen heraus entweichen, aber kein Sauerstoff von außen ins Innere gelangen kann, was das Ferment verderben würde. Es gibt aber auch spezielle Ventil-Verschlüsse aus Silikon mit feinen Luftschlitzen, die aufs Glas gedreht werden und den gleichen Effekt haben.
- ein **Glasgewicht** (lässt sich gut reinigen) zum Beschweren des Ferments, damit alles unter der Salzlake gehalten wird.

Dann gehst Du wie folgt vor:

1. **Das Gemüse säubern und zerkleinern.**
   Je nach Gemüse und je nachdem, wie Du es gerne magst, zum Beispiel in Scheiben, Würfeln, Sticks, geschnitten, gehobelt, geraspelt, zerpflückt, Radieschen und Rosenkohl kannst Du auch als Ganzes fermentieren.

2. **Das Gemüse in ein Glas geben.**
   Du kannst das entweder direkt machen, oder - wenn Du mehrere Sorten Gemüse verwendest und auch Gewürze beifügen willst -, vermengst zu zuerst alles in einer Schüssel.

Bei Kohl empfiehlt es sich, ihn kräftig zu kneten, wodurch die Blattfasern aufgebrochen werden und der Zellsaft austritt, was wiederum den Fermentierungsprozess beschleunigt.

3. **Zum Beschweren das Glasgewicht auflegen,** damit das Gemüse nach unten gedrückt wird und dann das Glas **mit der Salzlake bzw. dem ausgetretenen Zellsaft auffüllen.**

4. **Das Glas säubern und fest verschließen.** Während des Gärprozesses auch nicht mehr öffnen, es soll kein Sauerstoff ins Innere kommen, denn das Ferment würde sonst verderben bzw. schimmeln!

5. **Das Glas „in Ruhe stehen lassen".** Ca. 1 Woche bei Raumtemperatur, danach kannst Du es kühler stellen (z.B. Keller).

Tipp:

Lege den Platz, an dem Du die Gläser hinstellst, am besten mit Küchenpapier oder einem Tuch aus, denn wenn der Gärprozess in Gang kommt, tritt anfangs aus den Gläsern Flüssigkeit aus und läuft ab!

(Es „blubbert" im Glas! ☺)

Wann Du Dein Ferment probieren bzw. essen kannst, hängt davon ab, was es für eine Gemüsesorte ist. Manche fermentieren schneller (z.B. Kimchi, das ist schon nach 8 bis 10 Tagen fertig), andere brauchen etwas länger (z.B. Sauerkraut mind. 4 Wochen, besser 6 bis 8 Wochen).
Und: Je länger das Ferment steht, desto saurer wird es – hier kommt es darauf an, wie es Dir persönlich besser schmeckt.

Nach dem Öffnen halten sich die Fermente prima eine ganze Weile im Kühlschrank, ich bevorzuge es jedoch, sie dann rasch zu verzehren – vor allem, weil sie auch absolut lecker sind!!! ☺

Wichtiger Hinweis:

Fermentiertes Gemüse enthält Histamin!!!

Dies gilt es bei einer Histamin-Intoleranz zu beachten!

******

Schlusswort

In meiner Wahrnehmung und aus der eigenen Erfahrung heraus sind **innere Zufriedenheit**, **Glück** und **nachhaltige Gesundheit** nur möglich, wenn man zum einen auf seine körperlichen und geistigen Bedürfnisse achtet und hört, anstatt gegen sie zu arbeiten oder sie immer wieder – aus welchen Gründen auch immer – zurückstellt und nicht nur biologische Symptome behandelt, wenn diese auftreten, sondern vor allem die zugrundeliegenden seelischen Ursachen aufspürt und diese ändert bzw. auflöst.

Kurz und knapp gesagt:
Priorisiere Deine Gesundheit!!! ☺

Zum anderen ist es nie nur eine einzelne Komponente, die für das Wohlbefinden ausschlaggebend ist, sondern viele verschiedene Faktoren greifen ineinander, wie zum Beispiel die Ernährung und die Flüssigkeitszufuhr, Bewegung, Sonne, Ruhe, ausreichend Schlaf, Freude und nicht zuletzt der Spaß und die Neugier, vielleicht auch mal Neues auszuprobieren.

All das zusammen ergibt schließlich ein „Ganzes“ – **unser Leben!**

Es liegt an uns selbst, wie wir uns langfristig in den verschiedenen Bereichen ausrichten, ob wir gesundheitsorientiert leben und damit unser Immunsystem und unseren Darm aktiv in ihrer Arbeit unterstützen.

Auch sollten wir im Einklang mit der Natur leben, denn wir sind ein Teil von ihr!

Nur wenn wir uns „unserer Selbst bewusst" sind, können wir entscheiden, handeln, etwas tun!
Wir haben immer alles selbst in der Hand!
Wir sind verantwortlich – weder ein Arzt noch sonst jemand!
Oft braucht es eine gewisse Zeit, bis einem das klar wird und man realisiert, was man selbst alles verändern kann, wie viele Möglichkeiten einem offen stehen, doch dann kann man handeln und in die Umsetzung gehen.

Denn wenn alles passt – Ernährung, Lebensstil, innere Einstellung etc. – ist es durchaus möglich, dass sich ein gereizter bzw. geschädigter Darm innerhalb von drei bis sechs Monaten wieder regeneriert.
Und DAS ist doch ein sehr positiver „Ansporn", **JETZT** in Deinem Leben etwas zu verändern, oder? ☺

******

„Danke“ an Dich

Danke für Dein Interesse und danke, dass Du Dir die Zeit genommen hast, um dieses Buch vollständig zu lesen.

Ich hoffe, ich konnte Dir damit einige Anregungen und wertvolle Tipps geben, um Deine Darmprobleme bzw. auch eine chronisch-entzündliche Darmerkrankung anzugehen und wieder in den Griff zu bekommen und wie Du Deine Gesundheit und Dein Wohlbefinden insgesamt verbessern und vielleicht auch die ein oder andere Lebensgewohnheit verändern kannst (sofern Du das möchtest), um so **von einem Reizdarm zu einem Wohlfühldarm** zu kommen.

Dir und allen, die dieses Buch gelesen haben, wünsche ich **von Herzen alles Gute und vor allem GESUNDHEIT!!!**

******

Eine kleine Bitte an Dich

Jetzt kommt der Punkt, an dem ich Dich um einen kleinen Gefallen bitte möchte.
Solltest Du es nicht bereits wissen: Rezensionen sind ein extrem wichtiger Bestandteil von Produkten.
Kunden verlassen sich auf **Deine Rezension**, wenn sie Kaufentscheidungen treffen. Deine Rezension hilft meinen Büchern innerhalb eines schon fast überfüllten Amazon-Marktplatzes mehr Sichtbarkeit zur erlangen.

Solltest Du Gefallen an dem Buch gefunden haben, würde es mich sehr freuen, wenn Du Dir zwei Minuten Zeit nimmst.
Schreib‘, was Dir besonders gut gefallen hat und natürlich auch, wenn Dir etwas nicht gefallen hat.
Ich lese jede Bewertung persönlich und freue mich über jedes ehrliche Feedback. Dadurch kann ich mich stetig verbessern und persönlichen Kontakt zu Dir aufbauen.

Das geht so:

- Amazon.de aufrufen
- Zu „Mein Konto“ gehen
- „Meine Bestellungen“ aufrufen
- „Schreiben Sie eine Produktrezension“ klicken
- Rezension schreiben (mind. 10 Wörter)

Solltest Du sonstige Fragen, Anliegen, Wünsche oder Beschwerden haben, kannst Du Dich auch direkt bei mir persönlich über folgende E-Mail melden:
dieter.roehmwohl@tutanota.de

Herzliche Grüße,
Dein
Dieter Röhmwohl

P.S.:
Wie am Anfang des Buches bereits erwähnt, habe ich mich dazu entschlossen, Dir auch in diesem Buch die Yoga-Übungen aus Band 1 als Bonus zur Verfügung zu stellen, damit Du als Leser/in so schnell wie möglich zu Deinem Wohlfühldarm gelangst.
Damit Du die Übungen so einfach wie möglich nachmachen kannst, habe ich Dir diese graphisch dargestellt. Um Dein Lesegerät nicht ständig mitschleppen zu müssen, kannst Du Dir die Übungen als druckfertiges PDF über folgenden QR-Code herunterladen:
(Alternativ kann auch der Link darunter eingetippt werden)

[34]

---

[34] https:// bit.ly/bonuswohlfühldarm

Haftungsausschluss

Der Inhalt dieses Buches wurde mit größter Sorgfalt und nach besten Wissen und Gewissen gestaltet. Im Hinblick auf Richtigkeit, Aktualität und Vollständigkeit der zur Verfügung gestellten Informationen kann der Autor keine Haftung übernehmen. Die Geltendmachung von Ansprüchen jeglicher Art ist ausgeschlossen.

Urheberrecht

Impressum

1. Auflage

Kontakt:
Heike Baumeister
Mühlwiesenweg 1
73614 Schorndorf-Haubersbronn

Cover und Layout: Sarah Pilger
Lektorat & Korrektorat: Heike Baumeister

Printed in Germany
by Amazon Distribution
GmbH, Leipzig

26316102R00134